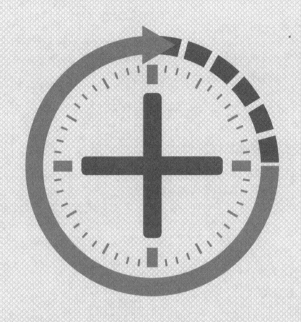

医院流程管理

李 智 黄海莹 聂丹丹 邓欣雨 梁学栋◎著

HOSPITAL
PROCESS
MANAGEMENT

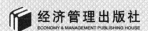

经济管理出版社
ECONOMY & MANAGEMENT PUBLISHING HOUSE

图书在版编目（CIP）数据

医院流程管理／李智等著. —北京：经济管理出版社，2023.7
ISBN 978-7-5096-9151-9

Ⅰ.①医⋯ Ⅱ.①李⋯ Ⅲ.①医院—业务流程—管理 Ⅳ.①R197.32

中国国家版本馆 CIP 数据核字（2023）第 135885 号

组稿编辑：王光艳
责任编辑：王光艳
责任印制：黄章平
责任校对：徐业霞

出版发行：经济管理出版社
　　　　　（北京市海淀区北蜂窝 8 号中雅大厦 A 座 11 层　100038）
网　　址：www.E-mp.com.cn
电　　话：(010) 51915602
印　　刷：北京市海淀区唐家岭福利印刷厂
经　　销：新华书店
开　　本：720mm×1000mm /16
印　　张：13
字　　数：213 千字
版　　次：2023 年 7 月第 1 版　　2023 年 7 月第 1 次印刷
书　　号：ISBN 978-7-5096-9151-9
定　　价：68.00 元

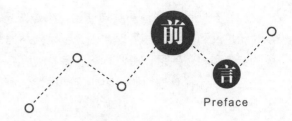

前 言
Preface

　　以患者需求为关注点是医院实现科学发展的基本原则。公立医院作为具有企业性质的事业单位，目前大多聚焦于关注医疗技术的提高和专家的引进，将其看作体现医院声誉的硬性指标，因此导致许多医院存在医院管理不完善、患者就诊效率低、服务水平不佳等问题。在医院管理中引入流程管理，可以提高医院管理和医疗服务水平，最小化资源成本，展现医院品牌的竞争优势。

　　目前，医院流程管理研究主要从局部流程设计优化的操作展开，但医院流程是一个完整的系统，针对医院流程体系管理的研究还较为缺乏；对医院流程进行设计再造时，绝大部分研究仅聚焦于设计优化流程本身，并未关注医院业务架构，存在局部流程不能较好地体现医院战略的问题；在对医院流程管理进行评估时，多数研究仅针对流程设计和再造进行评估，忽略了对医院整体流程成熟度进行评估；流程管理涉及医院众多层次结构，需要通过构建流程管理体系以保障流程有效落地运行，将流程管理体系引入医院流程管理是至关重要的。针对这些缺陷和研究盲点，本书的主要研究内容如下：

　　（1）基于战略识别医院核心业务，基于价值链构建医院业务流程模型，同时采用商业地图梳理医院用户需求，由此有效、全面地梳理医院现有业务，构建端到端流程，通过流程实现战略落地，从而构建医院业务架构。

　　（2）论述流程说明文件编制过程，拓展医院流程设计优化理论和实践研究，为医院提供有效流程层构建实践方案。

　　（3）分析医院流程成熟度评估特点，构建医院流程成熟度评估指标体系。剖析不同方法的优点和不足，构建了基于 BWM-TOPSIS 的医院流程成熟度评估模型，为医院进行流程优化提供了有力支撑。

（4）基于全生命周期管理理论，构建医院流程管理体系。将全生命周期理论扩展到医院流程管理，划分医院流程管理生命周期阶段，分析各阶段的特色和相互关系，由此构建医院全生命周期流程管理体系。同时，建立多维医院流程管理机制，有效促使医院流程体系化运行，保障流程有效落地。

本书基于流程管理理论，重构医院业务架构；基于精益管理理论，优化医院具体办事流程；基于流程全生命周期，创新性地构建了医院流程成熟度评估模型，从而构建了医院流程管理体系。本书有助于提高医院发展水平，为患者提供更优质的医疗服务，保障人民生命安全和身体健康，增进民生福祉。

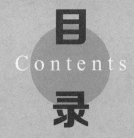
目 录
Contents

第一章

绪　论

一、研究背景

2021 年，国务院办公厅印发的《"十四五"全民医疗保障规划》指出，医疗保障是减轻群众就医负担、增进民生福祉、维护社会和谐稳定的重大制度安排。习近平总书记指出，要加快建立覆盖全民、城乡统筹、权责清晰、保障适度、可持续的多层次医疗保障体系。以患者需求为关注点是医院实现科学发展的基本原则。国家针对患者的切实需求，在医药、医保、医疗三个方面提出了政策要求。

（一）医药方面

2019 年，根据国务院深化医药卫生体制改革领导小组印发的《关于进一步推广福建省和三明市深化医药卫生体制改革经验的通知》，三明市按照腾笼换鸟的思路和腾空间、调结构、保衔接的路径，深化"三医"联动改革，实行药品耗材联合限价采购，按照总量控制、结构调整、有升有降、逐步到位的原则，将腾出的空间在确保群众受益的基础上，重点用于及时相应地调整医疗服务价格，建立动态调整机制，优化医院收入结构，建立公益性运行新机制。福建省全面推行院长目标年薪制，院长年薪由财政承担，根据绩效考核结果发放。综合考虑医疗服务收入增长、院长年度绩效考核等因素，每年适当增加公立医院薪酬总量。三明市在所有二级及以上公立医院实施按疾病诊断相关分组（Diagnosis Related Groups，DRG）收付费改革，建立医保经办机构与医疗机构的集体谈判协商机制，合理确定医保支付标准。探索中医和西医治疗同病同支付标准。福建省探索建立职工医保基金省级统筹调剂机制，合理均衡地区负担。推行按病种收付费改革，全省各统筹区病种数均超过 230 个。

（二）医保方面

2020 年，国家卫生健康委员会、国家中医药管理局联合印发的《关于加强公立医院运营管理的指导意见》指出，公立医院运营管理是以全面预算管理和业务流程管理为核心。其中流程管理决定着医院运营的效率和效益，作为一向处于竞争劣势的中医医院，面对从西方引进的 DRG 医保支付改革，需综合运用系统思维统筹、梳理、评价、优化管理流程，推进流程的标准化和信息化，打造基于价值链的全流程管理体系，降低运营成本，实现医院的健康发展。对于医院来说，价值链视域下的优化流程管理就是对涉及医院经营环节中的医疗资源信息进行整理、分析，进而优化设计各个医疗服务环节，消除不增值的医疗项目，提高其他各项目的增值效益，在充分发挥社会价值的基础上创造更多的经济附加值，提升公立医院的运营效率和效益。

（三）医疗方面

2021 年，国务院办公厅印发的《关于推动公立医院高质量发展的意见》指出，以习近平新时代中国特色社会主义思想为指导，全面贯彻党的十九大和十九届二中、三中、四中、五中全会精神，坚持以人民健康为中心，加强公立医院主体地位，坚持政府主导、公益性主导、公立医院主导，坚持医防融合、平急结合、中西医并重，以建立健全现代医院管理制度为目标，强化体系创新、技术创新、模式创新、管理创新，加快优质医疗资源扩容和区域均衡布局，力争通过 5 年努力，公立医院发展方式从规模扩张转向提质增效，运行模式从粗放管理转向精细化管理，资源配置从注重物质要素转向更加注重人才技术要素，为更好提供优质高效医疗卫生服务、防范化解重大疫情和突发公共卫生风险、建设健康中国提供有力支撑。强化患者需求导向。坚守纯粹医者信念，尊重医学科学规律，遵守医学伦理道德，遵循临床诊疗技术规范，为人民群众提供安全、适宜、优质、高效的医疗卫生服务。持续改善医疗服务，推行分时段预约诊疗和检查检验集中预约服务，开展诊间（床旁）结算、检查检验结果互认等服务。加强患者隐私保护，开展公益慈善和社工、志愿者服务，建设老年友善医院。加大健康教育和宣传力度，做好医患沟通交流，增进理解与信任，为构建和谐医患关系营造良好社会氛围。

同时，目前大部分医院管理上存在很多难点，患者需求并没有得到全部满足。从患者需求角度出发，医院管理难点具体体现在以下三个方面：

首先，患者低成本就医的需要。随着社会进步与人民生活水平的提高，医疗服务市场的需求不断增长，人民群众对医疗服务质量的要求不断提高。不同地区、不同收入的人群对医疗服务的要求不尽相同。消费者的收入直接影响了他们的医疗服务消费水平。

其次，患者高效率就医的需要。党的十九大报告提出我国要实施健康中国战略，深化医药卫生体制改革，全面建立中国特色基本医疗卫生制度、医疗保障制度和优质高效的医疗卫生服务体系，健全现代医院管理制度。实施健康中国战略，重在提高百姓的获得感和满意度。在医疗服务体系逐渐完善的形势下，针对这些问题，医院以患者需求为导向，以改善服务和创新服务项目为重点，以患者满意为目标，提升医疗服务质量，通过一系列服务模式的创新和实践，逐步实现百姓就诊前有方向，就诊中有秩序，就诊后有人管，让医疗服务跨前一步，打破传统，更加贴近群众就医的个性化需求，同时为医院在流程再造的实践中积累更多的经验，提升医院服务品质，最终提高患者的就诊效率和满意度（俞越峰，2020）。

最后，患者医疗服务体验提升的需要。医疗服务质量是提高人民群众健康水平的重要保证，也反映了医疗机构的医疗服务水平、管理水平，是医德的综合反映。医院的关键是生存和发展，医院提高医疗服务质量是当下的重中之重。高质量的医疗服务是提升医院竞争力、提高患者满意度和真正落实"以患者为中心"的关键，医疗服务质量的管理是医院管理工作的核心，医疗服务质量也是衡量一家医院医疗技术水平和医院管理水平的主要标准。

综上所述，医院管理在具体业务上有较多突出的难点，同时在宏观经济体制和医疗制度改革的要求下，要满足患者的需求并且实现医院的高质量发展，对医院管理提出了新要求。第一，提升运营服务效率。医院运营是否高效，是否方便患者就医，直接关系到患者就医时的心情和感受，影响患者满意度。第二，在保障社会价值的基础上创造更多的经济效益。医药规定导致医院的收入出现缺口，医保支付方式转变倒推医院进行成本控制，医院要实现可持续发展，势必要实现效益增长。第三，强化信息化支撑。当前我国的医院已进入管理信息化时代。医院需要解决如何利用信息技术加强医院管理，提高医院服务效率和质量，满足患者需求。第四，实现资源高效配置。2020年，国家卫生健康委员会和国家中医药管理局发布的《关于加强公立医院运营管理的指导意见》明确指出，医院应该综合运用系统思维统筹优化管理流程，将运营活动各环节的人、财、物、技术进行有机结合。第五，提升医疗服务质量，强化患者需求导向。公立医院作为治病防病、保障人民健康的公益性导向事业单位，其服务质量提升和"以患者为中心"是医院进行高质量发展的主旋律。第六，提升医院管理水平，实现医院运营管理的科学化、规范化、精细化，快速积极响应政策变动（蔡丽华，2012；曹雪莲，2006）。

医院流程管理是以规范化地构造端到端的医院服务流程为中心，以持续提高效率为目的的一种系统化管理方法。因此，如何通过合理配置管理资源，降低管理成本，提升管理效益，更好地服务于患者，需要对医院流程管理进行理论和实践探讨。对目前医院流程管理研究现状进行全面、系统的分析和评述，需要在系统性、整体性的新视角下，发现问题，提出医院流程管理系统性建设理论和实践方案。

二、研究意义

流程管理是一种以规范化的构造端到端的卓越业务流程为中心，以持续地提高组织业务绩效为目的的系统化方法，包括流程分析、流程建模与再设计、资源分配、时间安排、流程质量与效率测评和流程优化等。流程管理是以客户需求为导向，自觉不断地构建或改进能够创造和传递顾客价值的端到端的卓越业务流程，具有以组织为核心到以端到端流程为核心、部门职能最优到端到端全局最优、从关注任务到关注成果和价值、从单个流程管理到端到端完整价值链管理等特点。因此，流程管理被广泛地应用于制造业、服务业等多个领域，企业按照"流"的连续性、通畅、简捷原则，对流程中的各个活动和环节进行紧密衔接、贯通、有机组合或集成，使之更快捷、更高效，使相关要素能够按照既定或者持续改进的程序化方式进行流动，由此提高企业的效率和效益，实现企业的战略目标。

公立医院作为具有企业性质的事业单位，还有许多医院只聚焦于关注医疗技术的提高和专家的引进，将其看作体现医院声誉的唯一硬性指标，因此导致许多医院存在管理不完善、患者就诊效率低、服务水平不佳等问题。这种只重医疗技术不重视经营效率的管理模式，导致我国医院尤其是公有制大型医院存在许多不适应新形势的问题。我国发布的医药卫生体制改革的相关文件，也要求公立医院遵循公益性质和社会效益原则，坚持以病人为中心，建立比较规范的管理体制和运行机制，优化服务流程，规范用药、检查和医疗行为。随着人们对医疗服务水平要求的不断提高，仅仅依靠医疗技术已无法保持优势地位。因此，需要从新视角出发，在医院管理中引入流程管理。探讨医院流程管理的理论、基本原则、程序、实际作用及在管理中的具体应用等，就医院以提高管理和医疗服务水平为目的，如何具体充分地利用流程管理理论进行新视角管理提出了新的有效的设想和思路。流程管理理论在医院管理中的合理运用对提升医院管理品质和工作效率、最小化资源成本、提高管理水平、展现医院品牌的竞争优势等方面都有极大的现实意义。

（一）医院战略落地需要流程管理驱动

战略必须落实到流程上才会有效，将战略目标分解到端到端一级流程的目标，将医院的战略转化为医院流程的策略，根据医院战略发展要求建立有效支撑医院战略实现的端到端一级流程所有者团队去承接，并转化为一级流程变革规划去实现，规划的核心内容就是一级端到端流程如何围绕医院战略落地要求进行变革，如医院流程架构是否需要调整，医院业务模式是否需要优化，医院流程优化做到哪种程度才能满足战略、竞争的需求。与医院流程相配套的其他管理要素，如组织职责、考核机制、人员能力、信息系统等如何做配套的优化。进一步通过端到端一级流程变革项目的实施，将医院战略最终转化为流程、活动与任务，把战略真正落地（白利峰，2012）。

这些工作不是单个部门能独立实现的，需要不同部门沿着业务流程共同规划才能做到，必须由一级端到端流程的所有者组织跨部门团队共同来完成。医院流程管理强调树立医院流程前后环节互为服务的理念，业务活动以及管理活动之间是相互连续性并不是分裂的活动。此类管理更易于医院制定战略目标进而促使医院内各部门制定部门目标，以此类推，医院的员工同样会找到个人发展目标，并使各分子之间的目标围绕医院目标高度统一，从而驱动医院战略的实施与落地。

（二）流程管理模式克服职能管理弊端

医院组织结构是医院为实现组织整体目标而进行分工协作，在职务范围、责任和权利等方面进行划分所形成的结构体系（张乃津，2006）。跨部门协同是医院面临的一类问题，只要跨部门就一定会有"部门墙"。从跨职能的观点来看，医院流程管理能解决传统等级制管理不能解决的很多问题，因为医院流程管理强调以患者为导向，打破了原有的部门界限和职能界限，将由不同部门完成的工作活动作为一个整体交给"流程所有者"负责。"流程所有者"既可以是个人，也可以是一个由不同专业人员临时组成的工作小组。由"流程所有者"对全流程负责，具体包括确定流程界限、设计规定范围中的业务流程、协调业务流程接口、确定子流程并指定所有者、规定业务流程的输出、监督业务流程的运行效果、改进业务流程等。从而构造出一个完整的端到端的流程，这样就避免了职能单位间出现流程接口问题。

不同管理水平的医院在跨部门协同方面的差别在于不同医院的能力不同，所表现的效率有差异。协同效率高的医院之所以成功，不是由于它们的员工没有本位主义，或者它们的员工固有的协同意识更强，而在于其协同机制更好。在导入端到端流程管理模式后，职能管理中业务重复、出现空白地带、流程整体没人负责等问题都将迎刃而解，通过端到端流程设计，将各部门分散的流程进行集成，将部门之间的接口理顺；通过建立横向端到端一级流程所有者团队，承担跨部门流程价值链的绩效目标，对流程高效运行负责；通过端到端流程绩效管理，解决以绩效管理部门为导向，局部最优而非全局最优的问题。

（三）提升医院运作效率，流程管理是关键

流程是医院运作系统的主线，所以业务流程是解决医院问题和提升医

院运作效率的关键。据研究资料显示：在流程改造或优化之前，流程中不增值活动占的时间之和通常要占全流程时间的95%以上，其中必要但非增值活动占全流程时间约为60%，其余35%为浪费。

医院可以通过实施流程管理，一方面按照流程导向对企业组织架构进行设计和调整，促使企业组织架构扁平化。这种扁平化的现象体现为减少管理级，促使流程最大限度地顺畅运作，从而提高医院的组织效率；另一方面清晰界定员工在医院业务工作中是做什么的，完成这件事情的顺序以及怎样才能完成得更好。这样清楚明了的标准以及要求，使员工加深对职责的清晰程度，权责分明，使医院对市场的掌控能力以及反应能力得到显著的提高，从而更大幅度地提高医院的内部及整体运行效率。

(四) 健全人力资源管理和绩效评价机制，需要流程管理指导

医院高质量发展要健全人力资源管理和绩效评价机制，需要坚持和强化公益性导向，改革公立医院内部绩效考核办法，以聘用合同为依据，以岗位职责完成情况为重点，将考核结果与薪酬分配挂钩。人力资源管理要求每个人都能获得合适的岗位，征求每个人意见，要最大限度地实现人力资源的高效配置。因此，医院要实现高质量发展，需要设计每位职工的职业生涯发展流程。同时，目前医院流程需要依据患者需求和信息化进行设计优化，因此在人力资源配备上需要根据流程进行设定。流程需要什么岗位，就设定什么岗位，流程岗位需要什么人，就安排什么人。从人力资源角度出发，医院要实现高质量发展就必须进行流程管理新升级（于岱暖，2009）。

综上可知，医院流程管理是在新时代背景下，医院转换为"以患者为中心"战略的必由之路，是解决医院相关业务痛点的有效工具，是促进医院高水平、高质量发展的强劲动力。

三、研究目标

本书的总体目标是基于流程管理理论，梳理探讨医院流程管理系统性

建设理论，提出医院流程管理系统的整体性、系统性建设实践方案。利用多种管理理论和方法构建医院业务架构设计，采用流程管理工具进行医院流程设计和优化，构建医院流程成熟度评估模型，基于流程管理生命周期构建医院流程管理体系，由此完成医院流程管理系统建设。

第一，基于医院业务梳理构建端到端业务架构。提出医院业务架构设计方法，首先，明确医院业务架构设计原则，基于战略识别医院核心业务，基于价值链构建医院业务流程模型，基于商业模式梳理医院用户需求，梳理医院业务。在此基础上，构建医院端到端业务架构。

第二，医院流程设计优化理论和实践研究。系统性梳理医院流程设计和优化理论，明确医院流程设计工具和流程优化步骤，引入案例进行医院流程优化实践研究，全面梳理流程说明文件编制。

第三，基于精益管理实施医院活动优化。全面梳理精益管理在医院流程管理中的应用理论，基于文献分析和案例分析探讨精益管理在医院流程管理中的实践应用，探讨医院手术室调度理论，构建手术室调度优化数学模型。

第四，基于多属性决策理论构建医院流程成熟度评估模型。基于医院流程成熟度特点构建医院流程成熟度评估指标体系，基于 BWM-TOPSIS 构建评估模型，采用案例研究模型的可行性。

第五，基于流程全生命周期理论构建医院流程管理体系。划分医院流程生命周期阶段，分析各阶段的特点及相互关系，构建医院全生命周期流程管理体系，多维构建医院流程管理机制。

四、研究内容

本书整体结构分为八个部分，具体内容如下：

第一章，绪论。概述本书的研究背景，提出目前医院流程管理存在的难点和痛点，明确本书的研究问题，论述医院流程管理的研究意义，并提出本书的研究目标和研究内容。

第二章，医院职能管理及医院流程管理概述。首先，对职能管理理论进行概述，提出职能管理理论存在的不足，分析医院职能管理现状，并提出流程管理是医院实现有效管理的关键路径。其次，阐述流程管理的相关理论基础，对医院流程管理研究现状进行回顾分析，论述目前研究存在的不足和盲点，为后续讨论医院流程管理、开展医院流程管理研究打下了坚实的理论基础。

第三章，医院业务架构设计。对业务架构和医院业务架构理论进行梳理，明确医院业务架构设计原则，提出医院业务架构设计方法。首先，对医院业务进行梳理，通过战略识别医院的核心业务，借助价值链分析医院的业务流程，基于商业模式梳理用户需求。其次，在梳理医院现有业务流程的基础上，通过战略地图、价值链分析、商业模式画布等工具确定医院的业务现状，之后使用SWOT分析工具、商业模式画布工具、价值链工具、战略地图工具、流程分级分类方法构建端到端业务架构。

第四章，医院流程层构建。主要论述了医院流程层构建的相关内容，包含医院流程设计、医院流程优化和流程说明文件编制三个方面的内容。首先，对医院流程设计的相关概念与理论基础进行了深入研究，对多类流程管理工具进行了阐述，并论述了流程设计的具体步骤。其次，对流程管理的现有研究进行了相关综述，建立了医院流程优化的相关理论基础，提出规范医院流程优化的相关步骤，并引用案例说明医院流程优化的具体应用。最后，阐述了流程说明文件编制的具体过程，并给出了流程说明文件的具体样本，以供后续参考。

第五章，医院活动层构建。探讨活动及活动优化理论，同时分析活动优化在医院管理中的意义。通过深入研究精益管理理论及其在活动优化中的运用，探讨精益管理在医院流程管理中的应用，同时进行应用案例分析，用实例进一步说明精益管理在医院流程管理中的应用。另外，手术室调度优化作为医院的核心活动之一，本章还对医院手术室调度优化进行了研究。通过分析医院手术室调度现状和研究意义，以及对文献进行梳理，确定了多个手术室调度优化目标，最后构建了手术室调度优化数学模型，以提升医院手术室运作效率。

第六章，医院流程成熟度评估。根据医院流程成熟度的定义和特点构建医院流程成熟度评估模型，并引入案例来证明模型的可行性。首先，通过回顾和分析现有流程成熟度评估指标体系，结合医院流程的特点形成评估指标体系构建思路，由此构建医院流程成熟度评估指标体系。其次，构建医院流程成熟度评估模型，采用BWM方法确定指标权重，采用TOPSIS

方法进行医院流程成熟度评估。最后，以成都市某三级甲等医院为例，以问卷调查方式获取数据，对其流程成熟度进行评估，验证所构建模型的可行性，为医院明确流程优化方向提供有效支撑。

第七章，医院流程管理体系设计。探讨传统产品全生命周期理论和流程管理全生命周期理论，将流程管理全生命周期理论引入医院流程管理，将医院流程管理全生命周期分为四个阶段，如需求分析阶段、流程优化阶段、流程实施阶段、流程评价和持续改进阶段，通过分析各阶段特点及相互依托承接关系，构建医院流程管理体系。同时提出从流程管理动力机制、流程管理决策机制、流程管理压力机制、流程管理激励机制、流程管理的组织保障五个方面组成医院流程管理机制，保障流程管理体系化运作。

第八章，总结与展望。对本书进行总结，提出今后深入研究的方向，并对今后医院流程管理的发展提出建议。

本章小结

本章通过分析当前医院流程管理存在的痛点、难点问题的研究背景，提炼明确本书需要解决的医院流程管理问题，对本书的研究意义进行了论述，由此提出研究目标和研究内容。

| 第二章 |

医院职能管理及医院
流程管理概述

一、职能管理概述

(一) 职能管理定义及发展起源

1. 职能管理的定义

职能管理是为了方便企业内部管理,根据职能从纵向上划分为不同的层级,从横向上划分为不同的部门,上下垂直对应的部门职能类似或者相同,企业从上到下形成了金字塔型的多层级组织架构。整个架构的运作是命令的传递和执行体系,企业层面和部门层面的管理办法和规章制度是其运作的基础。这种架构与政府的行政管理控制体系极为相似,可以说,职能管理模式是在一定历史条件下形成的,是企业管理的基础。

在企业管理过程中,明确岗位职能是确保工作有序开展的重要前提,同时也是企业管理规范化的重要内容。非规范的和模糊的职能范围严重制约了工作效率的提高和员工潜能的充分发挥。职能管理正是通过对企业内部职能的划分、明确定义职能、指定职能负责人,通过职能负责人进行任务分派,通过信息和短信方式及时通知,使企业内部职能范畴的事务得到统一规划和监督管理,有效地解决了企业职能不明确、遇事推诿、效率低下的问题。在实际应用中体现了事找人而不是人找事的工作模式,全方位地做好岗位的职能管理工作,最大限度地激发员工的工作积极性与主动性,切实提高工作效率。

职能分工论是基于职能分工的传统的管理体制，又称为等级制组织。它是以命令控制为主要特征，按照以纵向职能为主、以横向协调为辅的原则建立。在职能管理体制内部，重视中心任务部门的工作和完整的预算体系的建立，强化人事管理和具体经营的职能（陈璐，2012）。从直线式、职能式、直线职能式到事业部式、矩阵式、立体多维式，尽管组织形态各有不同，但它们的共同特征均属于等级制组织，均是以职能为中心建立起来的组织形态。

2. 职能管理的发展起源

职能中心论源于 18 世纪亚当·斯密（Adam Smith）的"劳动分工原理"。亚当·斯密在他的传世之作《国民财富的性质和原因的研究》中指出，"劳动生产力上最大的增进，以及运用劳动时所表现的更大的熟练、技巧和判断力，似乎都是分工的结果"[①]。这就是我们熟悉的"分工出效率"原理。他认为，分工之所以出效率或者说分工的优势主要包括三个方面：第一，分工提高了工人工作的熟练程度；第二，分工使生产劳动者节省了因经常变换工作或变换生产活动中的不同操作而损失的时间；第三，分工促使大量有利于节省劳动的机器问世，从而使一个人能干许多人的活（吴宇晖等，2006）。将分工原理首先应用于管理的主要代表人物是泰勒与法约尔。以研究科学管理理论为主的泰勒在组织理论上提出三点：设计计划部门、实行职能制、实行例外原则。泰勒主要倡导对工作流程进行系统的分析，制造工作被分为设计、加工、装配和测试四种活动。泰勒开了运用知识研究工作流程的先河。从泰勒的科学管理理论创立以来，整个管理科学的体系以职能分工为基础进行建设，形成了"职能中心论"。泰勒主张废除军队式的直线组织而代之以职能制组织，即原来一个班组长的工作分别由八个专业人员负责；原来工人只接受一人的领导，现在同时接受八人的领导（八个职能工长分别负责工作命令、工时成本、工作程序、纪律监督、工作分派、速度、修理、检验，其中前四者设在计划部门，后四者设在现场执行部门）。泰勒认为这种改革有三个好处：①由于分工化和专业化，管理人员容易培养；②职能化的管理者职能明确，能提高工作效率；③由于将计划职能与执行职能分开，工人的工作实现了标准化、单纯化，使低工资的工人也能从事复杂工作，所降低的生产费用足以弥补管理

---

① 亚当·斯密. 国民财富的性质和原因的研究 ［M］. 北京：商务印书馆，2002.

人员增多而加大的费用。泰勒的职能化管理思想为以后职能部门的建立和管理的专业化提供了重要参考（周泽信和宋正刚，2011）。法约尔对分工理论做出了进一步的补充，他认为劳动分工不只适用于技术工作，而且毫无例外地适用于所有涉及或多或少的一批人或者要求几种类型的能力的工作，其结果是职能化和权力的分散。法约尔在组织结构方面主张采取金字塔型的等级及设置参谋机构，最大的贡献是给管理本身进行了明确的分工。他认为管理应包含计划、组织、指挥、协调和控制五大职能。可见法约尔提出的"管理分工"，为现代管理过程学派打下了理论基础。韦伯主张权威结构理论，并依据权威关系来描述组织活动。

进一步探究分工原理在管理中应用的本质，我们不难发现管理分工的本质是分权，而分权的直接后果就是出现了层级制管理模式。分权理论的巨大价值在企业实践中得到了充分的证明。亚当·斯密之后，尤其是到了19世纪后半叶和20世纪初，生产的分工和专业化的增进变得越来越明显，使人们将分工与专业化作为促进经济增长的主要原因和近代经济史的主要特征。20世纪以来，组织的生产能力不断提高，规模不断扩大。依照分工协作理论，组织对其营运进行了分工细化，构建起基于职能部门的垂直金字塔形组织架构，职能部门各司其职、分工明确，组织的营运效率日益提高。因此，职能管理在被提出的年代是一种先进的、有效的管理模式。美国两位汽车业的先驱——亨利·福特、艾尔弗雷德·斯隆紧随其后进一步发展了分工理论。亨利·福特把劳动分工理论应用到汽车制造业上，开创了汽车装配线生产系统"工艺分工"的先河，大大提高了生产效率。然而通用公司的艾尔弗雷德·斯隆则把劳动分工理论用到了管理上，主张建立事业部制结构，开创了"权力分工"的先河，促进了企业在经济快速发展的环境中迅速扩张。

（二）职能管理的特点

职能管理的基本特点：将可重复的产品生产经营活动分解为一系列标准化和次序化的任务，并分配给特定的执行者；由特定的管理层来监督和确保执行者有效地完成既定任务。这种科层式的组织结构反映了生产社会化过程中短缺的市场环境下追求大量产品生产的现实。自20世纪六七十年代以来，过去的供给导向的市场已转变为需求导向的市场，因此在企业面对的是消费者主导的市场环境的今天，流程管理也就必然地取代传统的职能管理成为企业管理的核心（赵曙明和陈春花，2014）。不过职能管理的功能仍然是流程管理无法取代的，上海伯特管理咨询有限公司认为，与流程管理相比，职能管理功能上的特点主要体现在以下五个方面：①反映企业职能分工的现状及未来职能分工的构想；②作为岗位设置合理性与岗位价值的诊断工具；③对于初创型的企业，职能梳理是其定岗定编前重要的基础工作；④对于面临变革的企业而言，职能梳理也是其组织架构调整、职能重组的必要工作；⑤支持每项职能的工作量统计。通过人力资本管理软件，用人单位对员工工作数据的采集与分析，包括工时数、绩效等相关数据，就可以评判部门、岗位职能分配的合理性与管理效能状况，便于及时做出优化调整。

（三）职能管理存在的不足

随着全球经济一体化与知识经济、信息社会的到来，组织面对着国内外的广泛竞争，顾客也不再满足于标准化、大规模生产出来的产品，转而追求个性化与定制化产品，产品生命周期缩短，组织需要迅捷地响应市场需求。在传统的组织架构下，组织规模庞大，职能部门的营运存在本位主义，缺乏对顾客需求的关注，也难以对组织整体目标、利益进行关注，组织需要投入更多资源以实施协调、教导与管控，组织管理成本高，患上"大企业病"。

职能管理主要面临四个方面的问题：①从上到下的多层级架构容易导致命令的传递和执行缓慢甚至走样，企业的整体内部反应速度跟不上外部特别是市场的需求；②职能的划分有时会出现重叠或空白，造成企业部门之间相互扯皮；③职能部门过分重视部门利益，容易造成部门之间的相互协调困难，缺乏共同的企业目标；④企业管理层的主要工作是协调各部门的工作，无暇顾及企业的发展战略及其他问题。

由此看出，职能管理容易造成层级过多、机构臃肿、官僚滋生、职能不清、反应迟钝、效率低下等现象，甚至会严重影响企业的运作特别是企业的核心竞争力。虽然上述问题可以通过采取一些措施不断改善，如通过合并、新设、撤销等方法进行部门调整，对部门的职能进行重新划分以消除职能交叉和盲点；通过逐层授权、放权提高下级对市场反应的灵敏程度等。但是，作为一种管理工具和模式，职能管理主要是从方便内部管理出发，忽视了企业管理的其他方面，不太容易找到管理的平衡点，如逐级授权、提高下级反应速度与下级权力过大易产生管理失控的矛盾，往往造成"一管就死、一放就乱"的局面。由于受到其自身模式的限制，很难从根本上解决问题。

基于职能部门的金字塔形组织架构导致的各职能部门越发力，组织整体营运效率越低，组织整体目标实现的代价越高，组织离顾客越远的悖论，组织需要重拾其服务顾客的使命，坚持以顾客需求为导向，对营运流程进行再造。

二、医院职能管理现状分析

（一）医院职能管理的现状

目前医院职能管理，总体上看，医院组织架构和组织运作方式延续传统，采用等级森严、层次分明的链式组织架构和组织运作方式，实施自上而下命令式的控制与监督。职能部门数量众多，部门间缺乏沟通协调和互动的机制，容易导致职责重叠、工作效率低下，甚至引发管理矛盾。从管理者角度来看问题更是严重，医院大部分管理者是从技术岗位转岗而来。一项关于浙江省省级医院管理队伍的调查显示，其中大部分人所学本专业为护理和临床医学或本专业为管理、经济等相关专业的仅占15.9%。管理人员就任管理岗位前接受过管理培训的比例为13.1%，管理人员走上管理岗位后接受的管理培训也大多是短期培训，培训次数偏少或时间偏短，这与卫生技术人员必须取得上岗资格并定期接受医学继续教育，形成了明显反差。另外，由于存在专业技术职务晋升、卸任之后退路等顾虑，近1/3的管理人员在从事管理工作的同时兼临床专业技术工作，影响了管理工作效率。总体上看，我国医院管理队伍具有系统的医学知识和丰富的临床经验，了解医院工作的流程和规律，但无论是管理的理论知识和方法技能还是经营理念，都远不能适应现代医院竞争发展的需要（潘玮娜，2010）。

现有的医院职能管理已经严重制约了我国医疗卫生事业的快速发展，其不足主要分为以下四点（李萌，2018）。

第一，管理团队与业务脱节。现阶段医院对管理方面关注不足，管理团队与业务出现脱节现象，具体体现在：①管理人员结构不合理。医院的管理人员绝大多数是由医生、护士、技术员等业务骨干转岗而来，是一个"多元联合体"。凭资历、经验进入管理层的人员多，凭专业、学历进入管理层的人员少，真正具有行政管理或公共管理专业知识或背景的只占职能管理人员的极少数。这些原因导致在行政管理工作中出现凭资历、经验和行政命令管理的现象，管理人员缺乏科学管理思维，无法满足现代医院职能管理的实践性和创新性要求，离职能管理专业化要求相差甚远，难以建立科学、全面的管理体系，进而对领导层依赖严重。②医院对管理人员的培训、发展等缺乏重视。受传统观念的影响，医院对管理人员的培养力度远远不如对卫生技术人员的培养力度。这使本来就缺乏现代管理知识和技能的管理人员得不到后期持续的培训，管理水平无法提高。大多数管理人员感到工作压力大、工作效率低下。此外，大多数医院实行管理人员轮岗制，不利于管理人员专业沉淀以及思路延续。③管理上缺乏方向性引导，当业务流程跨部门时，各部门只能保证本部门局部任务的完成，没有部门对整体负责。④管理组织缺少灵活性，在应对外部变化或者新的业务环境时，组织变革灵活度不够。随着卫生事业改革的深入发展和市场竞争机制的引入，医院现存管理机制已不适应医院发展的需要，不能满足人民日益增长的医疗服务需求，亟须改变。

第二，薪酬激励机制价值导向不足。由于缺乏有效的工作评价机制，管理人员中普遍存在"苦乐不均现象"，干多干少一个样，干好干坏一个样。虽然也有传统的评先进、树典型等激励方式，但这些激励方式缺乏针对性和创新。虽然医院投入了一定的资源进行文化建设，激发管理人员的责任心和道德潜质，但容易步入了形式化"误区"，难以真正发挥作用。

第三，管理流程复杂模糊。医院的管理流程如人事管理流程、后勤管理流程、事务汇报和审批流程、绩效评价流程等要么过于简单，要么过于复杂，缺乏科学合理的流程设置，很多流程流于形式，"管理流程化"成为口号，产生了"管理签字化"的现象。同时，在医院管理过程中，无论是涉及单个部门的工作，还是涉及多个部门的工作，大多依靠工作惯例、公文以及粗线条的工作规则来流转，缺少操作指引，日常工作没有做到制度化、流程化、科学化，更多的是凭借经验来处理日常事务。一旦遇到较为复杂的工作情况或对所处的工作情况不够熟悉，就会出现工作漏洞，影响工作效率。

第四，管理协同权责不明。医院在管理部门设置中普遍存在一个现象，各部门和各级职务的职责范围规定过于笼统，工作内容只有大致概念和分类，缺乏明晰的界限。对于职责的确定有的只是照搬上级规定或他人经验，甚至只是文字上的简单归类，未能结合医院实际和特点因地制宜地对工作职责进行细化，没有清晰明确的岗位说明书，也不能根据临床需要及时调整，存在"真空"地带，部门之间推诿扯皮等现象时有发生。缺少协同工作机制，跨部门工作难度较大。部门领导主动协同工作的意识不够，主办部门缺少"流程所有者"的意识，不愿"牵头"，不愿主动担负起协调的职责。同时，分管领导之间缺乏大局观和沟通意识，增加了协同工作的复杂性和成本。

(二) 医院职能管理的优化方向

当前，随着我国医疗卫生事业的快速发展，我国的医疗机构改革正在如火如荼地进行，医院职能管理工作势必要适应新的形势。如何通过合理配置管理资源，缩减管理成本，向管理要效益，提升医院的管理效能，更好地服务于临床，这对医院的职能管理工作提出了更高的要求。只有建立科学的组织体系、健全的管理制度、完善的人事制度、合理的分配制度，才能增强医院的核心竞争力，促进医院的可持续发展。

要想提升职能管理工作效率，方法途径是多种多样的，但目前主要是通过四个方面进行：①加强管理人才队伍建设；②科学设置职能管理机构；③建立独特的管理文化；④优化职能管理流程。尽管职能管理优化路径是多种多样的，但其关键路径是实施流程管理。因为随着人类管理知识的不断丰富、管理能力与水平的持续增强和提高、信息技术不断取得突破性进展，流程管理的应用范围在知识经济时代呈显著的增大趋势，即流程管理将挤压职能管理的应用空间，使职能式管理活动主要存在于组织中高层负责人和高层成员之间，甚至进一步压缩至组织高层管理人员的范围以内，并借助能动致变的演化机制寻求组织效果目标的实现（赵曙明和陈春花，2014）。流程化是通过管理制度流程化来实现的，优化医院行政管理流程的过程，其实也是管理制度全面实施的过程，只有完善医院管理制度，并且把管理制度流程化，才能真正实现管理落地。医院职能管理涉及面广，运行复杂，合理的管理流程能够促进临床科室更好地完成其本职工作。否则，容易给临床科室增加各种各样的负担，增加不必要的管理成本，影响医院各项工作的正常开展。设置医院管理流程的目的是为医院各科室提供直接、快速、全面的服务，保障、支持、督导、评价各科室的工作。设置流程时应充分考虑如何方便各职能部门开展工作，保障临床科室核心工作的开展，把以职能划分层级的管理模式转变为以流程导向式的扁平化的网络型组织管理模式，形成首尾相接、完整连贯的管理流程，加快内部事务的流转速度并加大执行力度。

在 18~19 世纪，职能管理是一种先进、有效的管理模式，只不过随着组织规模的扩大和市场环境条件的变迁，完全的职能管理模式逐步显露出"大企业病"特征。目前借助飞速发展的信息技术和逐步积累的管理经验，许多优秀企业已经通过引入流程管理模式在一定程度上医治了"大企业病"。不过需要注意的是，流程管理模式所适用的管理机制仅有一种，不能单独去有效应对所有的管理问题，管理问题的解决有三种途径，即能动致变的演化机制途径、设计优化的控制机制途径以及两种机制的耦合互动途径。假设一个组织的所有工作都采用流程管理模式，那么就不可能用一种流程去囊括组织的全部工作并加以管理。换言之，至少存在两种的流程，如物流和资金流，而对两种以上流程的管理属于职能管理的范畴，所以针对流程管理不能有效处理的问题还需与职能管理相配合才能得到解决。另外，由于市场需求的持续变化以及生产技术的不断发展，组织管理经常会面临新的矛盾和问题，如出现的物流管理和信息化建设等。在这种情况下，组织一般会先成立一个职能部门去解决特定的矛盾和问题，而不是从一开始就设计一个流程去处理这些特定的矛盾和问题，因此从这两点来讲，职能管理是会永远存在的，并且与流程管理的互补关系大于两者之间的替代关系。

综上所述，面对医疗体制改革新形势，如何通过合理配置管理资源，降低管理成本，提升管理效益，更好地服务于患者，对医院的职能管理工作提出了更高的要求。流程管理的应用范围和受重视程度不断提升，职能管理优化的关键路径是实施流程管理。只有完善医院管理制度，并且把管理制度流程化，才能真正实现管理落地。

三、流程管理理论与发展

流程管理（Process Management，PM）又称业务流程管理或企业流程管理（Business Process Management，BPM），是 20 世纪 90 年代由企业界最早提出，并应用于企业管理的一种新的管理思想和管理方法。在企业中，不同部门、不同岗位之间推诿扯皮、效率低下，因此将跨部门、跨岗位的人协同起来，朝着共同方向努力，这是流程管理的主要目标（苗小利，2007）。能够解决企业内部改革、企业职能管理机构重叠、中间层次多、流程不闭环等问题，使每种流程可从头至尾由一个职能机构管理，做到机构不重叠、业务不重复，进而达到缩短流程周期、节约运作资本的目的（段亚莉和王彦，2011）。下面介绍流程和流程管理的相关概念。

关于流程的定义，有很多种解释。Davenport 和 Short（1989）认为，业务流程是一系列结构化的可测量的活动集合，并为特定的市场或特定的顾客产生特定的输出。ISO 9000 标准将业务流程定义为一组将输入转化为输出的相互关联或相互作用的活动。关于流程管理的定义，DeToro 和 McCabe（1997）对流程管理做出了概括性的描述。通过实施 BPM，组织可以被看成一系列跨组织连接的职能流程；在流程管理的结构下，流程所有者、小组和工作执行者对问题进行思考和执行，他们设计自己的工作方式、检查产出和重新设计工作系统以改善流程，从而满足顾客需求、缩短周期时间、降低成本和提高产出的连贯性等。本书认为，流程管理是一种以规范化的方式构造端到端的卓越业务流程为中心，以持续地提高组织业务绩效为目的的系统化管理方法，包括流程分析、流程建模与再设计、资源分配、时间安排、流程质量与效率测评和流程优化等。规范化流程管理能够从流程的层面切入，关注流程是否增值，形成一套"认识流程、建立流程、优化流程、自动化流程、运作流程"的体系，并在此基础上，开始一个"再认识流程"的新循环。同时，也有着流程描述与流程改进等一系列方法、技术与工具。通俗地说，就是按照"流"的连续性、通畅、简捷原则对流程中的各个活动和环节进行紧密衔接、贯通、有机组合或集成，使之更快捷、更高效；也就是让相关要素按照既定或者持续改进的程序化方式进行流动。

关于流程管理理论的演变，通过对 BPR 项目失败原因的不断总结，进行渐变性改革，持续推进流程优化，以规范化的方式构造端到端的卓越业务流程为中心，构建以持续地提高组织业务绩效为目的的系统化管理方法。后经过业务流程改进（Business Process Improvement，BPI）以及业务流程管理（Business Process Management，BPM），逐渐发展为完善的流程管理理论（葛星和黄鹏，2008）。业务流程管理作为现代企业管理的重要方法与支撑技术，已经渗透到企业日常经营的方方面面，成为企业业务转型的推动力与核心解决方案（Ariyachandra and Frolick，2008）。BPM 是基于企业应用集成（Enterprise Application Integration，EAI）、工作流技术和计算机网络技术等，从业务流程的角度对企业进行全方面的管理，其核心思想是为企业内部及合作企业之间的各种业务流程提供一个统一的管理、建模、执行、监控和优化的环境（Tan and Fan，2004）。BPM 的实施将改变组织文化，以创造促进流程和组织绩效的 BPM 文化（Schmiedel et al.，2019）。拥有与组织战略相一致的结构化和系统化的业务流程管理方法对于业务流程管理项目和计划的成功非常重要（Melao and Pidd，2000）。业务流程管理的实施是一个复杂的工程，业务流程管理项目也是多方面的（Satyal et al.，2018）。业务流程管理就是企业将现有的内部资源进行有效整合，优化企业的业务流程，有效监控企业战略目标的执行，从而确保企业的战略目标能够实现（谭艺，2007）。流程管理的对象是流程，流程管理的核心是构造卓越的业务流程。流程管理的过程就是坚持顾客导向、自觉不断地改进或改造能够创造和传递顾客价值的业务流程的过程，由此提高企业的效率和效益，为实现企业的战略目标服务（岳澎等，2006）。

关于流程管理的发展趋势，张志刚等（2008）认为，流程管理自从泰勒的科学管理出现以后开始萌芽，经过近百年的演进，先后经历了萌芽和发展阶段、初步形成阶段，到达今天的系统和成熟阶段，其发展演变呈信息化、电子化、网络化与平台化等趋势。徐文祥（2012）认为，中国的企业虽然看到了流程管理的必要性和必然性，但总体应用水平仍很低下，因此在未来的流程管理发展中，要做好整体和长期的规划，要建立统一集成的流程管理信息系统，避免"信息孤岛"，以绩效为驱动促进流程管理应用。蒋春柳（2015）从"媒体资产管理"的概念出发，着眼于广义的"媒体资产管理"层面，从流程管理扩展到内容运营。陆会均和沈康（2006）

回顾了流程管理产生和发展的历史，分析了流程管理在医院管理中的应用现状及发展趋势，为医院经营管理者应用流程管理思想、提升医疗服务提供了参考。

四、医院流程管理研究现状

医院流程管理是以规范化的方式构造端到端的医院服务流程为中心，以持续地提高效率为目的的一种系统化管理方法。强调"规范化、流程化、持续性和系统化"，形成一套"认识流程、建立流程、优化流程、自动化流程、运作流程"的体系，并在此基础上，开始一个"再认识流程"的新循环。通过对"过程"的控制和专业化管理，从而达到预期目的和效果。对于医院流程管理整体规划，许多学者进行了相关研究。刘阳和卞丽（2009）跳出传统管理思维的束缚，在构造卓越的业务流程、树立病人至上的经营理念、实行持续改进和以人为本的管理、构建流程式的组织结构、构建基于流程的绩效管理体系方面阐释了医院管理者借鉴流程管理的价值。赵宁志等（2011）认为，医院流程管理是现代医院管理的新视角，通过探讨医院流程管理理论、原则、程序和作用，以及在医院管理中的应用等，对提高管理效能和医疗服务水平具有重要的现实意义。张家芳（2009）认为，医院流程管理需要围绕流程本身的目的，确定流程管理的指导原则，对流程进行持续的管理和优化，达到体现医院品牌的竞争优势、提升医院工作效率、提高医院整体管理水平的目的。王刚和秦海波（2007）认为，对医院内部跨专业、跨部门的管理，具有一定的借鉴意义。郝瑞文等（2009）对我国医院流程管理现状进行了分析总结，并提出了针对中国医院流程管理过程中需要注意的问题。

在医院的具体流程环节方面，也有许多学者展开了研究。叶苹和徐月琴（2013）将流程管理运用到病案管理中，根据病案书写，流通的环节通过流程诊断、流程优化、流程固化，制定各环节操作流程，组织实施督促执行，并定期检查反馈和总结。官庆妮和梁桂仙（2014）介绍了流程管理在护理质量管理中的应用现状，他们认为流程管理的应用不仅可以降低护理不良事件的发生率，还可以提升护理工作效率和病人满意度，进而提高护理质量和护理管理水平，提升医院服务品质。刘永军等（2015）阐述了医院移动医疗流程管理的理论和方法，探讨了从流程管理视角对移动医疗应用进行管理，提出管理设想和策略。徐建萍等（2010）研究了基于流程管理团队的住院病人护理，通过简化、合并、规范、自动化等策略，规范、优化与再造流程，缩短了无效服务时间，提高了病人与护理人员满意度，保证了住院病人的护理质量。李国涛（2009）将流程管理同精益思想相结合，分析放射性检查流程的相关问题，指出了制约放射检查流程的瓶颈所在，研究了如何将精益思想导入医院放射性检查流程改善中并加以应用。

同时，许多学者专家将医院流程管理问题同其他理论相结合，共同促进医院医疗服务质量提高。李思睿等（2013）将医院流程管理理论同六西格玛（Six Sigma，6σ）改进方法相结合，建立了一套以规范化的医院服务流程为中心，以持续提高医院绩效为目的的系统化管理方法。韩雪等（2012）探讨了病人价值链理论在医院流程管理中的具体应用。王丽姿等（2010）将作业成本法同医院流程管理相结合，基于医院组织结构建立了医院流程作业成本模型，对医院医疗服务项目及其活动成本归集进行了论述。蔡磊（2010）将医院流程管理同 TOC 理论相结合，探究了 TOC 理论同医院流程管理结合的可行性。王琦（2008）基于排队论和业务流程再造理论，对医院的门诊流程管理进行了优化，通过运用排队论模型测量医院门诊流程效率，为流程再造提供定量依据；在此基础上，结合业务流程重组（BPR）的原理、方法和技术，分析医院门诊流程中的各类问题及影响程度，并建立结构方程模型进行定量分析，确定门诊流程的优化目标和解决方案。刘梦（2008）通过访谈的方式，将 6σ 同医院流程管理相结合，为医院向信息化、智能化、互联网络化、内部网络化、国际化以及集成化发展指明了方向。

在医院流程管理对医院产生的作用方面，王光宗（2013）认为，医院流程管理应用对基层医院医疗资源达到高效化及公益化具有现实意义。赵宁志等（2011）认为，通过实行医院流程管理对于压缩医院成本、提升医院医疗服务和管理品质、实现资源成本最小化、提高医院整体管理水平，具有重要的现实意义。舒泽蓉等（2009）认为，大型医院实行流程管理，能够起到应用流程透明、重叠区域去除、流程方向转变、流程环节减少、流程并联运行和资源动态配置等作用。高玉龙等（2007）认为，医院要想在医疗纠纷频发、竞争日益激烈的医疗服务市场中赢得优势，就必须改进医院流程管理，让病人在医院得到高效、优质、快捷、价廉的服务。蒲杰等（2009）认为，完善的医院流程能减少医疗服务成本、提高医疗质量、防范医疗纠纷、保障病人安全。梁娜等（2009）认为，在推进医院流程管理过程中需要注意风险评估问题，要以信息化建设为纽带推进流程管理，要避免简单地将信息化作为流程管理。林琦远和杨家印（2004）认为，流程管理有利于新技术、新项目的推广，能够及时、准确地满足患者的需要，同时，新项目、新技术的学习与应用，能够提高诊治效果、减少病人住院时间、降低医疗成本。

五、医院流程管理研究进展评述

国内外关于流程管理特别是医院流程管理经过多年的探索，已经取得了丰硕的理论研究和实践成果，构建了比较完善的研究框架，但是综观医院流程管理理论的研究现状，仍存在一些欠缺之处。

第一，医院流程管理的研究内容不足。前人对医院流程管理改革的研究，基本上延续了工业企业流程管理的思想，是对医院流程管理改革过程的研究，这在一定程度上反映了流程管理在各行业发展的趋势，但是目前尚无关于医院流程管理全方位、多层面的系统研究。

第二，医院流程管理理论研究有待深化。目前，国内外医院流程管理正围绕医院服务向更深层次发展，如对院内外多项流程的现代化集中管理等。但相关研究仅限于实践经验的总结和交流，缺乏深入的理论探讨。因此医院流程管理理论研究有待进一步深化。

第三，医院流程管理系统性方案实施是研究盲点。国内学者主要将流程管理理论应用于医院门诊、住院和护理等领域，集中于医院服务和管理流程等方面。尽管偶见相关医院物资供应流程管理的研究，但系统、全面的医院流程管理还是研究盲点。

因此，本书从医院流程管理系统性建设出发，从医院业务整体架构设计、流程层设计、活动层设计以及医院流程成熟度评价等方面逐步推进医院流程管理的理论与实践。在此基础上，突破将研究目标集中在具体流程管理改革的研究局限，以管理学、经济学等为理论基础，既分析了社会大背景下医院流程管理变革的不同层面，又对改革后的医院流程管理运行提出了范式，构建出标准化医疗机构流程管理系统的理论模型，从而进一步推动现有医院流程管理理论的发展。

本章小结

　　本章对职能管理理论进行了概述，阐述了职能管理的相关理论基础，对职能管理存在的不足进行了分析。同时讨论了医院职能管理的现状，提出了医院职能管理的优化方向，明确了流程管理是实现医院管理有效落地的关键路径。

　　本章阐述了流程管理的相关理论基础，为后续讨论医院流程管理、开展医院流程管理研究打下了坚实的理论基础。在医院流程管理研究方面，分别从医院流程管理规划、医院具体流程环节、医院流程管理理论结合和医院流程管理作用四个方面对医院流程管理的相关研究进行了综述，发现现有的医院流程管理研究主要集中在医院流程管理整体规划以及部分部门（门诊中心、放射性检查中心等），缺少对于医院系统性的流程管理指导方案，缺乏对从医院业务整体架构设计、流程层设计、活动层设计以及医院流程成熟度评价等逐步推进的整体方案研究，且医院流程管理的相关文献往往着眼于某家或某类医院，缺乏普适性的流程管理方案。通过回顾和分析医院流程管理的相关文献，为后续开展医院流程管理具体落地打下了理论基础，也为后文医院流程管理的开展提供了参考与思路。

| 第三章 |

医院业务架构设计

一、医院业务架构相关理论

（一）业务架构与医院业务架构概述

1. 企业架构

企业架构（Enterprise Architecture，EA）是指对企业事业信息管理系统中具有体系的、普遍性的问题而提供的通用解决方案，更确切地说，是基于业务导向和驱动的架构来理解、分析、设计、构建、集成、扩展、运行和管理信息系统。企业架构能为组织内各级领导和职工勾画出一副未来组织信息化中业务服务、信息管理、应用系统和技术支持相互联动的蓝图（于海澜，2007）。

企业架构中"企业"（Enterprise），在英文中并不仅指企业，还包括政府、社团和机构等，是由一整套可识别的、具有相互作用的业务与服务功能构成的组织，它有能力作为独立实体经营运作或提供服务。"架构"（Architecture）也称结构，它提供基础框架，定义和描述组织实现服务战略和远景目标的平台。"架构"可以被具体定义为与组织业务服务战略、信息技术需求联系紧密的一整套原则、方针、政策、模型、标准以及流程，它结合组织未来发展方向，为组织各项解决方案的设计、选择和执行提供方法论的指导（Ahlemann，2012）。

企业架构起源于美国的企业架构框架，到目前已经衍生出多种企业架构框架，如开放组织体系架构框架（The Open Group Architecture Framework，

TOGAF)、美国国防部体系架构框架（The Department of Defense Architecture Framework，DoDAF)、美国政府架构框架（Federal Enterprise Architecture Framework，FEAF/TEAF）和 ZACHMAN 企业架构框架（The ZACHMAN Framework For Enterprise Architecture）等。

近几年，企业架构理论在我国逐步开始了"启蒙"之旅，不少专家学者针对企业架构理论以及应用落地进行了深入研究。刘继承（2016）从管理的角度而不是从纯技术的角度思考企业的 IT 治理和企业架构，全面探讨了传统企业的信息化战略、总体架构、治理机制如何在"互联网+"时代进行成功转型的策略、路径与步骤，并以企业架构体系为指导，分别从业务架构、数据架构、应用架构、技术架构等方面对信息化如何实现"互联网+"转型升级进行了全面分析。赵捷（2011）在对企业信息化发展的历史进行系统回顾的基础上，全面阐释了架构的概念，结合企业信息化建设的现状和遇到的问题，阐释了企业在建设信息化过程中，如何应用总体架构进行规划设计。唐凌遥（2016）从企业在信息化工作中常见的问题出发，分析其存在的根源，提出了一个企业架构落地的方法——PAAI，"P"代表流程（Process）；第一个"A"代表企业资产库（Enterprise Assets Library）；第二个"A"代表企业架构（Enterprise Architecture）；"I"代表企业信息化（Enterprise Informationization）该方法主张以流程治理、企业资产库治理为抓手进行企业架构的落地，并提出了在企业架构中使用 TOGAF 和 ArchiMate 时需要注意的问题。

对于企业架构的定义，目前学术界没有达成统一意见，不同的学术或企业组织、专家学者从不同侧面提出了定义范围。本书重点研究在企业中应用最广泛的 ZACHMAN 框架和 TOGAF 框架。

最早提出企业架构概念的学者是 John Zachman，第一个得到公认的架构框架是 ZACHMAN 框架。但 ZACHMAN 框架存在一些不足：文档的编写和管理相对来说较为复杂；主要是偏向架构的方法和过程，用于解决系统建设问题，不涉及具体业务和流程的设计等，因此在开发领域的应用不足。

TOGAF 认为架构框架是基础结构或结构集，能用来开发各种不同的架构。它包含一种方法和一套工具，以及一系列推荐标准和符合标准的产品。TOGAF 是一个通用框架，可用于开发满足不同业务需要的各种架构，主要由架构开发方法（ADM）、ADM 指引和技术、架构内容框架、企业连续系列、TOGAF 参考模型和架构能力框架组成。TOGAF 认为企业架构由相互关联的四种架构组成，包括业务架构、数据架构、应用架构和技术架构。

2. 业务架构

TOGAF 标准中业务架构的定义为：业务架构是表示能力、端到端价值交付、信息和组织结构的全面的、多维的业务视图，以及这些视图与战略、产品服务、政策规则、举措和利益相关者之间的关系。业务架构定义了企业的战略、治理、组织和关键业务流程。

OMG 业务架构组认为，业务架构是企业治理结构、商业能力与价值流的正式蓝图。业务架构明确定义企业的治理结构、业务能力、业务流程、业务数据。其中，业务能力定义了企业做什么，业务流程定义了企业怎么做。

业务架构是企业架构的第一步，业务架构的主要作用是从不同的角度去描述一个企业，包括它创造价值的过程是怎样的、如何搭建组织架构、日常经营管理是如何开展的等。但是，业务架构是一个比较复杂的概念，通过哪种方法能够清晰地将企业运作表述出来，在学术界依然没有定论。由于每个企业运作的整体复杂性，一般情况下不可能用一个模型描述业务架构，通常都是由一组模型完成，不同的子模型用来描述业务的一个局部特性，这些对于局部的描述之间互为补充和支撑，共同构成对总体业务的描述。

一般认为业务架构包括组织机构、业务目标、业务功能、业务服务、业务流程、业务角色、业务数据模型、组织和功能的关联八个组成部分。

（1）组织机构是描述企业内部部门结构、施动者（Actor），以及外部相关企业。

（2）业务目标包括驱动、目标、目的三个层次。驱动（Driver）是推动企业业务变革、发动架构工作的最初始动因；目标（Goal）是驱动之下的关于组织发展意向性的陈述；目的（Objective）是更细层次的、具有时间限定的、里程碑式的、具体的、可度量的目标。

（3）业务功能。从业务角度对组织业务责任的描述，不对应具体部门。

（4）业务服务。从组织结构角度对组织业务责任的描述，要与部门对应。业务和服务相比，业务是黑盒，从组织外部的角度观察其职能；服务是白盒，从组织结构的角度观察各个部门的职能。

（5）业务流程包括对业务活动过程、触发过程的事件、施加于流程的控制，以及流程的产出物——产品的描述。

（6）业务角色。业务角色是某类施动者的职能或预期职能，或者是在某项活动中所承担的责任集合。施动者的概念和用例图的施动者概念类似，包括所有发起或参与业务活动的人员或系统。

（7）业务数据模型。业务数据是来自业务领域的数据对象，是业务活动中实际存在的实体。业务数据模型针对业务数据建模，主要是通过分析业务服务和信息的关系获取。

（8）组织和功能的关联。关注组织及施动者、角色等相关内容与业务功能和服务的关联关系。

3. 医院的业务架构

对于医院而言，医院的业务架构相当于企业的运营模式，一家公立医院要发展，一定会有自己的目标和运营模式，而这些就是医院的业务层面，可以说一家医院的业务架构是在市场上与其他医院进行区分的关键，通常包含医院的运营模式、组织机构、业务流程、地域分布等。

医院的运营模式。简单来说，医院的运营模式就是医院通过何种方法实现社会价值并保持健康的财务状况的，即使在同行业范围内，每家医院的运营模式也大不相同，因为运营模式通常是根据医院的战略、目标、优势、发展方向等因素孕育的。医院运营模式一般分为愿景和战略管理、卫生保健服务、客户服务管理、人力资源管理、信息技术管理、财务管理、风险管理、外部关系管理和业务能力管理等，每个企业都会对以下层面进行特殊的设计。

医院的组织机构。组织机构是由医院的运筹体系，包括医院的部门、岗位、职责，当医院的战略发生变化时，组织机构也会相应地进行调整。

医院的业务流程。这里的业务流程不是指针对医院的某个关键业务的一种描述，而是在医院整体运转上的大流程，体现着整体资源的梳理、组织机构的分配、管理制度的优化，对业务运营存在指导意义。

医院的地域分布。地域分布主要确定业务活动在什么地域执行，地域分布对运营模式的规划、组织机构的划分、业务流程的设计起着关键作用。

总体来说，医院的业务架构就是以社会大众业务为对象，以架构原则为指导，为分析业务各层次、各要素的构成及其关系，而建立的完整的业务体系。它是针对医院管理系统中具有体系的、普遍性问题提供的通用解决方案，业务架构反映现在与未来的业务目标。

（二）医院业务架构设计原则

在进行医院业务架构设计时需要遵守以下原则。

1. 传递战略导向

架构要能体现医院的战略导向，分为职能导向和患者导向。职能导向的架构强调医疗专业管理的完整性与系统性，患者导向则强调以患者为中心，强调医疗业务流程的端到端，强调患者需求的闭环管理。医疗收入占比相对高、以疾病救治为目标、医疗服务生态相对简单的二级医院或一般三级医院，通常采取直线职能式集中管理模式，职能导向的流程架构是比较适应的，在整体职能架构的基础上，通过不断优化流程来实现最佳运营效率。相反，对于从疾病救治拓展至疾病早筛、疾病预防、康养恢复为目标的大型三级甲等医院，通常会采取患者导向的流程架构，将诊前和诊后提升到与诊中相同的地位。职能导向的架构适用于外部环境相对稳定且疾病治疗相对固定的情况，患者导向的架构要求医院快速应变，关注患者的体验与感受。职能导向的架构是由战略与管控驱动的，是推式管理模式，患者导向的架构则是患者需求驱动的，是市场拉动的管理模式。不同导向的流程架构会决定医院资源投放的重点及决策因素的排列。

架构设计要体现医院的战略导向，不同战略导向的医院对流程体系的要求是不同的。

（1）核心流程的定义。体量较小的医院通常以最简单的治疗方案为患者提供最经济的医疗服务，将精力集中在能够处理的治疗业务中，当出现超出能力范围的治疗时，将患者转移到大医院进行后续救治。大医院通常要解决的是疑难杂症及罕见病，将主要的资源、精力投入对疑难杂症、罕见病的研究、救治上，在有空余精力的情况下承接一定的基础病、常见病的救治。

（2）流程设计的导向。职能导向更多地从内部识别来看，比如医疗服务的闭环管理、医教研管一体化管理、供应链管理等，通常卓越运营导向的医院适合采取职能导向，以及医院在流程管理导向初期也比较适合，这类架构对直线职能型冲击很小。患者导向则是从患者的角度出发来设计的，比如 LDR 产房以产妇为中心提供各种医疗服务，产妇无须转运于各个房间（剖宫产例外），自始至终由家人陪伴，且从住院到出院所接触的医护人员都是一样的，即反映了从了解患者需求到患者满意端到端的过程。

2. 强化核心能力

流程架构要体现医院的战略重点，企业根据自身需要通常会将流程分为 L1 层到 L6 层，甚至更细，战略任务逐级细分落实。如果某项业务是战略重点，则在流程架构上会处于非常重要的位置，甚至会直接提升至一级流程。当流程置于高的级别时，则表明医院重视度高，也同时意味着对这一流程管理的精细化程度会提升，流程的能力也会得到提升，进而对应的业务会做得更出色，相应的业务能力得到加强。例如，当某医院从单体医院转变为多组织的集团化医院时，需要发展相关纵向医院及横向组织，在流程架构上战略性地将管理医联体单位及其他横向组织之间的关系流程提升为一级流程。战略导向的核心流程是否在 L1 流程里得到体现？通常医院会将战略重要度高的流程单列为 L1 流程，一方面提升其重视度，另一方面引导其做深、做细、做强。例如，某医院在精细化管理初期，将财务管理、预算管理、供应链管理等作为医院核心的 L1 流程，充分体现了医院的战略及行业特点。

将核心能力关联流程作为医院的关键流程体现在架构设计中，通过精细化、精益化管理提升流程能力。

（1）精细化体现在把战略导向核心能力驱动流程放在架构相对高的层级，提升医院对核心流程的重视程度，并驱动医院将该核心流程建设得更加细化、可控和厚实。

（2）精益化体现在对流程价值的追求上。架构设计时，一定要将核心竞争力相关的流程作为核心流程，并给予相应的重视度，如任命流程管理者。

3. 匹配价值主张

流程架构对于战略的支撑不仅要看医院总架构，还要关注核心一级流程的架构规划蓝图。一级流程架构图包括其下的二级流程及三级流程，其实质就是管理建模的过程，这个管理模型会牵引管理体系建设的方向，即沿着架构建流程，所以一级流程架构图也是医院管理体系建设与完善的路径图。管理模型也体现了医院的战略/策略导向，管理模型要求具备能够支撑战略实现所需的能力，在一定程度上承接了职能战略的落地思想/原则。战略对业务模式提出了调整需求，这会直接体现在 L1 流程的划分上。面向疾病救治的单体医院会突出围绕疾病救治的患者管理 L1 流程，而面向健康管理的集团化医院则突出诊前、诊中和诊后的全病程 L1 流程以及集团化传帮带。

建立与医院战略发展阶段匹配的业务模式、管理模式，支撑未来战略发展要求。模式是解决某一问题的方法论，把解决某类问题的方法总结归纳到理论高度，那就是模式。

（1）业务模式。在业务领域，从业务实践中总结提炼出来的、被医院实践证明是成功的、能够有效解决某一类业务问题的方法论，就是业务模式。例如，采购业务、质量管理业务等。选择业务模式要适合医院发展阶段，适合医院的战略和实际情况。

（2）管理模式。在管理领域，从管理实践中总结提炼出来的，被医院实践证明是成功的，能够有效解决某一类管理问题的方法论，就是管理模式。例如，财务管理、运营管理、人力资源管理等。选择管理模式重要的是适合，而不是先进。

有了清晰的战略导向流程架构后，所有的流程梳理与优化都是基于流程架构确定的战略支撑方向去实施，能够保证步调一致地朝着医院战略方向建设与改进，从而使战略落地过程更加系统、坚实。

综上所述，业务架构是以战略为基石结合业务流程、组织架构的一种表达方式。不同于业务流程和业务需求的分析，业务架构更强调整体性、结构性。对于医院来说，进行业务架构设计时，需要根据医院的战略、价值链、用户需求等进行业务梳理，并构建端到端流程架构。

二、医院业务梳理

将视角放到外部企业的发展历程上，回顾 20 世纪，企业能在工业化时代取得巨大的效益，得益于劳动的专业化分工和组织的科层制，实现快速、大规模的集中生产，从而实现规模效益。面对日益激烈的医疗市场竞争环境、互联网信息技术的迭代升级、患者需求的不断变化以及内部员工实现自我价值的要求，如何适应这些变化，如何兼顾社会公益性及健壮地运行，对医院的业务流程和组织机构提出了新的挑战。

业务架构设计的首要步骤是业务梳理，具体包括：①战略分析。对业务战略进行分析，包括与先进同业对标，得出未来的业务能力要求。②使用价值链方法划分业务领域。不同的行业有不同的核心价值链，作为横轴，以不同类型的客户或者产品作为纵轴，就可以划分不同的业务领域。③梳理用户需求。基于商业模式画布，分析商业模式画布的九个模块，识别用户需求。

（一）基于战略识别医院核心业务

战略分析让企业有明确的发展方向、清晰的业务发展阶梯，对于医院来说，医院战略明确了医院在实现使命的过程中要达到的长期结果和努力方向，通过战略分析，就能识别医院的核心业务。

1. 医院核心业务分析

医院核心业务是为患者提供健康诊疗服务。但是不同医院的社会分工不同，如区域的头部医院主要解决区域内的疑难杂症、罕见病、重病患者的诊疗问题，一般性医院主要负责常规性的诊疗服务，社区医院主要负责一线救治及疾病筛查。综合医院负责的疾病诊疗更加全面，专科医院主要负责某一特定领域的专业诊疗。核心业务可以给患者一个明确的概念："我（医院）主要是负责治疗什么类型的、什么程度疾病的。"此外，医院为了更好地践行社会责任，会将其核心技术、核心理念积极推广至其他医院，共同服务健康事业，带动健康水平的整体提升。

我国的一些医院存在核心业务经营不善的现象，发生这种情形的根本原因在于不懂得如何培养和巩固核心能力，不清楚自己医院的核心竞争力与社会分工定位，未经详尽的调研、分析而盲目地进行业务扩张，导致经营不善。与此相反，优秀的医院在选择经营战略和领域时，大多先确定自己的核心业务和社会角色，优先巩固自己的核心业务，以此为基础再逐步考虑多元化经营。

2. 医院业务战略分析

医院战略是指医院根据环境变化，依据本身资源和实力选择适合的专科方向或学科组合，形成自己的核心竞争力，并通过提供更加专业的、更加安全的医疗服务在竞争中取胜。现代管理学认为企业战略是一个自上而下的整体性规划过程，并将其分为公司战略、职能战略、业务战略及产品战略等几个层面的内容。

医院业务战略是指把医院拥有的一切医疗资源通过细分、外协、托管、合并、重组等方式进行有效的运营，实现社会价值最大化。

相对于竞争对手而言，业务层战略（Business-Level Strategy）与医院在行业中所处的位置相关。在行业内定位准确的企业通常能更好地应付五种竞争力量。要想找准定位，企业必须决定其能否以不同于竞争对手的方式开展活动或开展完全不同于竞争对手的活动。

业务战略强调了各单位在各自产业领域中的生存、竞争与发展之道。如何整合资源、创造价值以满足顾客，是业务战略的重点。在制订业务战略时，可以分别从学科建设广度与特色、社会大众的细分方式与选择、垂直整合程度的取决、相对规模与规模经济、地理涵盖范围和竞争优势六个方面构思医院的业务战略。

（1）学科建设广度与特色。学科建设广度与特色医疗健康服务是医院与社会大众最直接接触的界面，是医院实现社会价值最基本的依据，是最容易掌握与描述的医院特性，也是医院在战略上可以具体追求精进与变化的方面。因此，学科建设的广度与特色是描述医院业务战略的首要项目。

在描述学科建设的广度和特色时，要注意以下几个问题：在医院所有可能提供的学科或学科领域中，本医院提供了哪些？行业有的，本医院是否全有？或只提供单一医疗服务？如果学科建设不止一种，则选择这一学科建设组合的理由是什么？学科建设或服务项目大约可以划分为几大类？它们之间如何搭配？同业间学科建设或服务的特色有哪些？本医院提供的特色服务有哪些？这些特色是怎样形成的？凭什么可以创造出这些特色？

例如，妇幼医院主要提供与妇幼相关的医疗健康服务，它的学科建设包括妇科、产科、儿科。

（2）社会大众细分方式选择。社会大众是医院服务的对象，也是主要的资源来源，因此是描述业务战略的重要构成层面。

同一行业中的不同业者对目标市场的细分方式也不相同，而且其细分方式也代表了其战略思考的方式与战略选择。

业务战略的制定者应思考并决定他所负责的业务，现在如何界定和选择其目标市场？这一细分方式有何战略意义？目标市场中的社会大众在求医行为和需求特性方面，是否与本医院的医疗健康服务相匹配？

（3）垂直整合程度的取决。对于医院来说，由医疗资源到社会大众的健康满足，都必须经过一连串的医疗过程或"价值活动"。例如，患者在就医过程中，有检查、问诊、住院、手术、康复等一系列医疗活动。医院可以选择某些阶段从事，如疑难重症的诊疗救治往往由三级甲等医院进行，而后续的康复、定期检查则可以由二级医院或一般三级医院承担。究竟要从事多少项或多少个阶段，就是垂直整合程度的决策。这些"活动"，医院可以自己做，也可以让别人来做。

在决定垂直整合程度时，必须先了解相关医疗健康服务共有哪些流程与阶段，才能深入分析而有所取舍。有些业务（"活动"）的竞争优势的形成极具关键性，应尽量掌握在自己手中，有些业务与竞争优势和医院的核心能力关联不大，外界又有许多机构可以代劳，则可以考虑外包来精简组织。

例如，对于妇幼类医院，产前诊断等业务可以掌握在自己手里，而常规性体检则可以外包给其他单位。

（4）相对规模与规模经济。医院的规模经济是经营规模的扩大带来的效益，可能表现在产能的充分利用、采购上的谈判力、科研成果的运用，以及人员训练与研究发展等方面。然而这些效益的大小因行业特性又有所不同。即使在同一个行业，也会因为科技的进步、产业结构的演进等因素而有所变化。

在规模方面，战略制定者要知道相对于同业而言，本医院现在是以大规模的方式还是中小规模的方式来竞争的，就本医院的特性来说，哪些业务的规模水准能够发挥规模经济效益，哪些业务的规模水准不能发挥规模经济效益。

要描述相对规模与规模经济，首先要仔细思考并回答以上这些问题，而不只是简单地提出本医院的医疗收入。想要回答以上问题，需要进行深入的研究，也需要一些主观的判断。

在医疗行业，也会存在大者恒大的现象，未达到一定门槛规模者很难与之竞争并向社会大众提供足够的医疗健康服务，所以追求一定的规模是很重要的。在开展新的学科建设前，需要先清楚，这一产业的规模要求是多少，本身的资源与战略雄心能否配合产业规模的要求。即使是老企业，当遇到产业环境剧烈变化时（如医疗服务模式改革），也应深入考虑自己在规模方面的地位与决策。

（5）地理涵盖范围。一个医院可以是地方性医院，也可以是全国性医院，还可以是全球性医院。它既可以将某种医疗健康服务辐射至各地的医院中，也可以将各地医院优质的医疗健康服务带到同一个地区。有许多医院已将它的各项价值活动分散到世界各地，如许多大型医疗设备的研发和生产在国外进行，引入国内相关头部医院后，借助大量的患者案例，形成了国际领先的救治方案，并传递至世界各地。这种在地理涵盖范围上的运用，与其医疗健康服务定位、社会大众细分、规模经济发挥等都有密切的关系。

将各个价值活动分散到不同的地区，或许是为了接近社会大众，也可能是为了更多地接近不同的医疗资源，从而带动整体健康水平。然而将战线拉长，也会提高管理成本，以及增加沟通与协调的困难。

（6）竞争优势。医院战略制定者希望能由以上各项战略决策创造出医疗健康服务独有的竞争优势。这些竞争优势可以是品牌方面的优势，如品牌知名度；也可以是财务方面的优势，如运营效率和低成本的资金来源；还可以是技术的独创与领先。但这些战略上的竞争优势并非独立，而是互相支援、互相呼应、互相配合的。

有些竞争优势是由本医院医疗健康服务的战略形态形成的，或说是从其他五个战略形态构面延伸出来的。例如，"医疗技术特别好""学科建设比别人多""诊疗高效"等优势，是与"学科建设广度与特色"有关的优势。"识别了最匹配的患者"是与"社会大众细分方式与选择"有关的优势。"建立分级诊疗体系""善用外包以精简组织"是与"垂直整合程度的取决"有关的优势。"规模大所以成本低""采购量大，所以受到供应商重视"是与"相对规模与规模经济"有关的优势。"到原产地去采购""医疗健康服务辐射"则是与"地理涵盖范围"有关的优势。

但是，有些竞争优势由所谓的"非战略形态因素"造成。例如，有些医院的竞争优势来自其他业务单位提供的协同效应或关系，如专科联盟等。有些则是因为首创的疾病救治方案，形成"先进入者优势"。有些竞争优势是基于占有某些关键资源或享有特殊的独占力（如拥有专利权或特许执照等），而独占力的大小也有程度的区别。有些竞争优势纯粹是因为健康的财务运行状况，可以凭借财务优势吸引各种资源与人才，也可以凭借财务优势进行投资或市场竞争。

协同效应、关系、时机、独占力、财务、能力、信息科技的运用等，都是竞争优势的来源。例如，四川大学华西第二医院的竞争优势是妇科、儿科、产科的疑难重症救治，整合能力强、科研能力强、管理能力强，首创了较多的疑难杂症诊疗方案，收治了大量患者，积累了大量的妇幼专科病历数据。

(二) 基于价值链构建医院业务流程模型

价值链是企业各种作业支持实现价值目标的过程的抽象表示，是从价值的角度入手，重点研究价值目标和增值方式；然而业务流程是具体反映企业的实际运行过程，从客观的角度出发，重点研究各种作业及其相互间的联系。可见，价值链分析须以业务流程为基础，而业务流程分析以价值链为指导。对价值链分析的过程就是将企业整体业务流程分解为相互联系的单个业务流程，再以单个业务流程中的多个价值活动为对象进行分析的过程。

1. 价值链理论

价值链是哈佛大学商学院教授波特（Porter）于 1985 年提出，每一家企业都是在设计、生产、销售、发送和辅助其产品的过程中进行种种活动的集合体。所有这些活动可以用一个价值链来表明。企业的价值创造是通过一系列活动构成的，这些活动可以分为基本活动和辅助活动两类，基本活动包括内部后勤、生产作业、外部后勤、市场和销售、服务等；然而辅助活动包括采购、技术开发、人力资源管理和企业基础设施等。这些互不相同但又相互关联的生产经营活动，构成了一个创造价值的动态过程，即价值链。

Porter 提出价值链理论到现在已有 30 多年，其理论发展经历了多个阶段，从最早以单个企业为研究对象进而发展到研究不同企业间的经济交往，从实物价值链发展到虚拟价值链，再到最新形成的全球价值链概念，其理论的外延还在不断扩大。有的学者站在企业角度对价值链理论进行了阐述和延伸，有的学者把价值链理论运用在某个企业或行业进行了实证分析。

Ruan（2020）通过波特价值链模型，分析了基于价值链的战略成本管理。通过战略管理的价值链分析工具，可以更好地计算价值链的成本管理，从而突破了传统成本管理的局限性。Moura 和 Saroli 分析了基于动态能力的中小企业可持续价值链管理，采用定性研究方法对 3 家中小企业的多案例进行研究，识别可持续价值链与动态能力的关系。研究发现，打破流程中的障碍对于建立可持续的价值链、产生动态能力非常重要。Knez 等

（2021）提出了一种在国际投入产出框架中进行价值链分析的综合方法，该方法引入了价值链参与的新衡量标准和价值链的扩展类型学，并新颖地纳入了国内价值链，解决纯粹国内生产的碎片化程度问题，这样可以同时分析全球和国内生产碎片化、演变的复杂模式及其对经济发展的影响。闫冰倩和田开兰（2020）分析了全球生产链重构对中国经济的影响，并分经济体、分行业深入剖析了影响的作用机理，同时分别刻画了中间品和最终品两类不同路径的影响。该研究的定量分析有助于预判未来全球产业布局变化对中国经济和就业的冲击，提前布局应对。朱慧明等（2021）在运用创新价值链理论的基础上构建了两阶段 DEA 模型，分析了 2011~2019年制造业企业技术创新效率，在此基础上研究了技术创新效率的影响因素。

近年来，国内外学者对价值链进行了多方研究，并对其有了更深入的了解，运用了多种方法，结合价值链思想，针对不同类型企业的业务流程问题，有针对性地提出了不同的优化方案，为后面的研究打下了坚实的基础、提供了宝贵的资源信息。然而，美中不足的是，基于价值链的业务流程管理研究较少涉及服务业，特别是医院。

价值链分析是指企业对经营活动进行识别（识别价值创造）、分类、排序（形成价值链）和优化活动的整个过程（张鸣和王明虎，2003）。价值链分析是从企业内部条件出发，将企业经营活动的价值创造和成本构成与企业自身竞争力相结合，并与竞争对手的经营活动进行比较的分析方法，从而发现企业当前的和潜在的优势和劣势，是指导企业战略制定和实施的强大的分析工具。

利用价值链分析企业内部能力一般包括两个方面：一是单一能力分析，即对每个价值活动进行逐项分析，找出企业这一价值活动环节的优缺点。二是综合能力分析，即分析价值链中各种价值活动之间的关系。通过价值链分析可以发现，企业的优势不仅来自价值链本身的单一活动，还来自各种活动之间的关系。价值链分析的基本程序包括以下五点：

（1）确定价值活动。这里提到的价值识别活动的工作内容包括两个方面：一是识别企业运营中所有与价值相关的活动，这些与价值创造相关的活动链构成了企业最基本的运营链；二是对这些与价值创造相关的运营链按照其功能和重要性进行分类和整合，从而建立企业的整体价值链。

（2）价值链的确定。价值链的确定是指根据内部和外部功能、流程和重要性，对与价值创造有关的各种活动进行分类和总结。具体来说，有设计环节价值链、供应环节价值链、生产环节价值链、营销环节价值链、售后服务环节价值链和管理支持活动价值链。企业还可以根据价值管理活动的具体要求，建立全面质量控制价值链和全面成本控制价值链。每个价值链环节的确认是指企业在某一生产或经营环节为创造价值而进行的各种活动的集合。

（3）分析价值链的内部活动和各个环节之间的关系。波特认为，虽然价值活动是创造竞争优势的基础，但价值链不是所有独立活动的集合，而是由相互依存的活动组成的一个系统。在这个系统中，各种价值活动之间有着内在的联系。这种联系表现为一项活动和成本的变化可以影响另一项活动和成本的变化。

（4）价值链的价值成本分析。价值链的价值成本分析是价值链分析的关键。实质上，对企业价值链增值能力的分析是对企业活动链有效性的分析。企业应按照"生产消耗经营，经营消耗资源"的基本原则，认真研究和分析活动链各组成环节的增值能力，了解各环节中每项业务活动的价值和成本，消除或减少非增值业务，提高增值业务的效率，减少其消耗和占用。值得注意的是，价值链的分析不应局限于某一特定活动，而应作为一个整体进行分析。例如，某项活动的资源消耗增加，但它可以显著地减少其他活动的消耗。从整体活动价值和成本分析来看，这可能对企业有益。

（5）优化价值链。价值链优化是指利用价值链中各环节之间的联系，改变企业某些活动的安排。为了降低产品或服务的成本，最大限度地提高企业的附加值，满足客户的要求。价值链优化的目的非常广泛，它基于产品规划、开发、设计、生产、销售和退出的全过程，最大限度地提高客户满意度和企业附加值。

2. 医院价值链研究现状

国内不少学者发现，通过分析医院价值链可以提高医院的运营效率。薛梅和苏晞（2014）提出，加强成本控制在医院运营中是不可缺少的，医院需要实行精细化管理，从本院实际出发，对医院价值链进行认真分析与优化，提高医院的运营效率，增加医院的价值，使医院效益不断提高。贺心珏和倪晓鸣（2014）认为，价值链管理的实质就是寻找非增值作业，并将其减至最少。医院要将不合理的流程进行改造，使物资流、药品流、资金流和服务流统一起来，形成资源—作业—成本—价值的有机结合，获取更大的竞争优势。徐新等（2015）认为，医院价值链包括病人价值和医院价值两部分，病人价值是医院价值的核心部分，病人价值链是医院业务流程管理的核心。余慧敏（2016）认为，在分析医院价值链时，要着眼于整体性，通盘考虑与医院相关的各种价值活动，同时还要掌握医院的成本支出，了解利润、总价值的情况，这样才有助于控制好各项成本支出，提升医院竞争优势、提高医院的经济效益。徐铃茜（2017）从价值链分析的角度帮助医院辨别有价值活动与无价值活动，进而采取措施进行价值链优化，通过战略定位引导服务、提高医疗质量、降低医疗成本、提高病人满意度。

价值链分析在医院管理中有重要意义。医院管理者必须对医院的价值链进行深入分析，对医院的整个价值环节有清晰的认识和把握，才能够合理分配医院资源，更好地控制成本，创造出更大的价值。

3. 公立医院价值链分析

医院的医疗健康服务活动可以分成基础活动和辅助活动两大类。基础活动是指提供医疗健康服务的实质性活动，一般可以分为内部后勤、外部后勤、医疗健康服务、质量管理以及增值服务五项活动。这些活动与提供医疗健康服务以及提升医疗服务质量直接相关，是医院实现社会价值、形成社会效益的基本活动。辅助活动是指用于支持基础活动，而且内部之间又相互支持的活动，包括医院投入的采购管理、技术开发、人力资源管理和医院基础设施。图 3-1 中表明采购管理、技术开发、人力资源管理三种支持活动既支持整个价值链的活动，又分别与每项具体的主体活动有密切的联系。企业的基本职能活动支持整条价值链的运行，而不与每项主体直接发生联系。

医院基础设施包括法律、财务、内控、公共关系、质量保证和一般（战略）管理等活动。

人力资源管理包括招聘、雇用、培训、发展、补偿等活动。

技术开发包括医院将投入（医疗资源）转化为产出（医疗健康服务）的设备、硬件、软件、程序和医疗技术知识等。

采购管理是指从外部采购药品、医疗器材、服务或工程。在这个领域，医院也需做出采购决定。

内部后勤是指与资源的获取、存储、分配等相关联的各种活动，如卫生医疗器械的接收、存储、分配等。

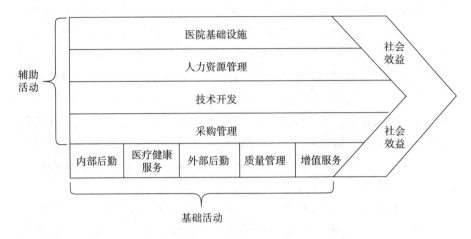

图 3-1　公立医院价值链

资料来源：笔者整理。

医疗健康服务是指将医疗资源投入转化为与医疗健康服务相关的各种活动，如医生看诊、医技执行、护理等。

外部后勤是指与更加高效的社会服务相关的活动，如院内病患护工、助产士、母婴护理师、催乳师、代煎药等。

质量管理是指对医疗健康服务的质量监管、质量提升等相关的各种活动，如患者满意度调查、康复结果随访、院内感染控制、合理用药评定、病历质量控制等。

增值服务是指与提供医疗健康服务的增值或保值有关的各种活动，如健康培训等。

4. 业务流程模型构建

迈克尔·哈默（Michael Hammer）与詹姆斯·钱皮（James Champy）对业务流程（Business Process）的经典定义：我们定义某一组活动为一个业务流程，这组活动有一个或多个输入，输出一个或多个结果，这些结果对客户来说是一种增值。

根据波特的价值链模型，可将业务流程划分为核心流程和辅助流程两大类。核心流程是组织的核心部门进行的关键流程，它对组织的最终输出贡献较大（与组织提供的服务或产品有直接关系），能够集成组织的各种核心竞争力。辅助流程是对组织的最终输出没有直接贡献或贡献很小，不增值或增值少的流程。对于医院来说，业务流程是医院一系列创造价值的活动的组合。业务流程对于医院的意义不仅是对医院关键业务的一种描述；更是对医院的业务运营有指导意义，这种意义体现在对资源的优化、对医院组织机构的优化以及对管理制度的一系列改变。实际上，这种优化的目的也是医院追求的目标：降低医院的运营成本、提高对市场需求的响应速度、争取医院价值的最大化。

良好的业务流程设计是保证医院灵活运行的关键。清晰地定义业务流程之间的接口，可以降低业务之间的耦合度，使对局部业务流程的改变不会对全局的流程造成灾难性的影响。

对整个医院的业务流程进行建模是一个相当复杂而有挑战性的工作，但是并不代表没有方法可循。一般来说，建模需要处理好以下三个方面的问题。

（1）建立流程。主要的业务流程是由直接存在于医院的价值链上的一系列活动及其业务流程之间的关系构成的。一般来说，包含采购、生产、销售等活动。辅助的业务流程是由为主要业务流程提供服务的一系列活动及其之间的关系构成的。一般来说，包含管理、后勤保障、财务等活动。

（2）层次关系。业务流程之间的层次关系反映业务建模由总体到部分、由宏观到微观的逻辑关系。这样一个层次关系也符合人类的思维习惯，有利于医院业务模型的建立。一般来说，我们可以先建立主要业务流程的总体运行过程，然后对其中的每项活动进行细化，建立相对独立的子业务流程以及为其服务的辅助业务流程。

业务流程之间的层次关系在一定程度上反映了医院各部门之间的层次关系。为使所建立的业务流程更顺畅地运行，业务流程的改进应与医院组织结构的优化是一个相互制约、相互促进的过程。

（3）合作关系。医院不同的业务流程之间以及构成总体的业务流程的各子流程之间往往存在形式多样的合作关系。一个业务流程可以为其他的一个或多个并行的业务流程服务，也可能以其他的业务流程的执行为前提。可能某个业务流程是必须经过的，也可能在特定条件下是不必经过的。在组织结构上，同级的多个部门往往会构成业务流程上的合作关系。

(三) 基于商业模式梳理医院用户需求

任何一个商业模式都是由客户价值、企业资源和能力、盈利方式构成的三维立体模式。商业模式画布可以将商业模式中的元素标准化，并强调元素间的相互作用，不仅能够提供更多灵活多变的计划，而且更容易满足用户的需求。借助商业模式画布，可以帮助企业探索用户需求和价值主张，进而匹配业务能力。

基于商业画布分析商业模式的方法已经在国外一些公司中普及开来，比如德勒（Deloitte）、爱立信和国际商业机器公司（International Business Machines Corporation，IBM）等公司，加拿大政府将此分析方法引入市政服务。商业画布理论进入中国后，国内学者开始对其研究并应用于企业管理分析。例如，陈妍妍（2013）对沃尔玛的商业模式研究引入了商业画布分析工具。胡保亮（2015）基于商业画布将单个案例企业拓展到整个物联网模式，并研究了其商业模式的组成要素。史清越（2018）运用 Osterwalder 和 Pigneur 的商业画布找出了永辉超市物种商业模式的优势和劣势，并提出了解决对策。也有不少学者将商业画布引入医院管理分析，袁博（2014）以"商业模式画布"这一商业模式分析框架为基础，对目前民营妇产医院和公立医院商业模式进行对比，并通过逐一梳理理论模型，总结出两种不同性质医院商业模式的差异，将商业模式创新的理论与工作实践相结合，对民营医院商业模式创新提出了建设性的意见。赵辉（2016）根据商业模式画布理论对 JD 糖尿病医院商业模式和未来发展进行探索。

1. 商业画布概述

商业模式画布是奥斯特瓦德和皮尼厄在《商业模式新生代》中运用的一种商业模式创新工具，它基于克莱顿·克里斯腾森对商业模式的概念，将商业模式进行可视化，分成九个分析模块，包括客户细分、价值主张、渠道通路、客户关系、收入来源、核心资源、关键业务、重要合作、成本结构。这九个分析模块覆盖了谁是我们的客户、给客户提供什么、如何提供给客户、收入和成本分析等方面。商业模式画布通过九个分析模块很好地描述并定义了商业模式，展示了企业创造收入的逻辑。

（1）客户细分。企业或机构服务一个或多个客户分类群体。客户细分群体类型：大众市场——价值主张、渠道通路和客户关系全都聚集于一个大范围的客户群组，客户具有大致相同的需求和问题。利基市场——价值主张、渠道通路和客户关系都针对某一利基市场的特定需求定制。区隔化市场——客户需求略有不同，细分群体之间的市场区隔有所不同，所提供的价值主张也略有不同。多元化市场——经营业务多样化，以完全不同的价值主张迎合完全不同需求的客户细分群体。多边平台或多边市场——服务于两个或更多的相互依存的客户细分群体。

（2）价值主张。价值主张解决客户难题和满足客户需求。价值主张的要素包括：新颖——产品或服务满足客户从未感受和体验过的全新需求；性能——改善产品和服务性能是传统意义上创造价值的普遍方法；定制化——以满足个别客户或客户细分群体的特定需求来创造价值；把事情做好——可通过帮客户把某些事情做好而简单地创造价值；设计——产品因优秀的设计脱颖而出；品牌——客户可以通过使用和显示某一特定品牌而发现价值；价格——以更低的价格提供同质化的价值满足价格敏感客户细分群体；成本——帮助客户削减成本是创造价值的重要方法；风险抑制——帮助客户抑制风险也可以创造客户价值；可达性——把产品和服务提供给以前接触不到的客户；便利性——使事情更方便或易于使用，可以创造可观的价值。

（3）渠道通路。通过沟通、分销和销售渠道向客户传递价值主张。渠道类型：自有渠道，也称直接渠道，如销售队伍在线销售；合作伙伴渠道，也称非直接渠道，如合作伙伴店铺、批发商。

（4）客户关系。每个细分市场建立和维系客户关系。客户关系类型：个人助理——基于人与人之间的互动，可以通过呼叫中心、电子邮件或其他销售方式等个人助理手段进行。自助服务——为客户提供自助服务所需要的所有条件。专用个人助理——为单一客户安排专门的客户代表，通常是向高净值个人客户提供服务。自助化服务——整合了更加精细的自动化过程，可以识别不同客户及其特点，并提供与客户订单或交易相关的服务。社区——利用用户社区与客户或潜在客户建立更深入的联系，如建立在线社区。共同创作——与客户共同创造价值，鼓励客户参与全新和创新产品的设计和创作。

（5）收入来源。产生于成功提供给客户的价值主张。收入来源：资产销售——销售实体产品的所有权；使用收费——通过特定的服务收费；订阅收费——销售重复使用的服务；租赁收费——暂时性排他使用权的授权；授权收费——知识产权的授权使用；经济收费——提供中介服务收费佣金；广告收费——提供广告宣传服务收入。

（6）核心资源。提供和交付先前描述要素所必备的重要资产。核心资源类型：实体资产——生产设施、不动产、系统、销售网点和分销网络等。知识资产——品牌、专有知识、专利和版权、合作关系和客户数据库。人力资源——在知识密集产业和创意产业中，人力资源至关重要。金融资产——金融资源或财务担保，如现金、信贷额度或股票期权池。

（7）关键业务。通过执行关键业务活动，运转商业模式。关键业务类型：制造产品——与设计、制造及发送产品有关，是企业商业模式的核心。平台/网络——网络服务、交易平台、软件甚至品牌都可以看成平台，与平台管理、服务提供和平台推广相关。问题解决——为客户提供新的解决方案，需要知识管理和持续培训等业务。

（8）重要合作。有些业务要外包，另外资源从企业外部获得。合作关系的类型：在非竞争者之间的战略联盟关系、在竞争者之间的战略合作关系、为开发新业务而构建的合资关系、为确保可靠供应的购买方—供应商关系。合作关系的作用：降低风险和不确定性——可减少以不确定性为特征的竞争环境的风险；商业模式优化和经济规模——优化的伙伴关系和规模经济的伙伴关系通常会降低成本，而且往往涉及外包或基础设施共享；特定资源和业务的获取——依靠其他企业提供特定服务资源或执行某些行业活动来扩展自身能力。

（9）成本结构。商业模式上述要素引发的成本构成。成本结构类型：成本驱动——创造和维持最经济的成本结构，采用低价的价值主张、最大限度地自动化和广泛外包。价值驱动——专注于创造价值，增值型的价值主张和高度个性化服务通常是以价值驱动型商业模式为特征。

2. 医院实现社会价值模式分析

根据理论研究模型，本书从社会群体细分、价值主张、渠道通路、社会关系、收入来源、核心资源、关键业务、重要伙伴和成本结构九个分析模块对医院商业模式进行剖析（见图3-2）。

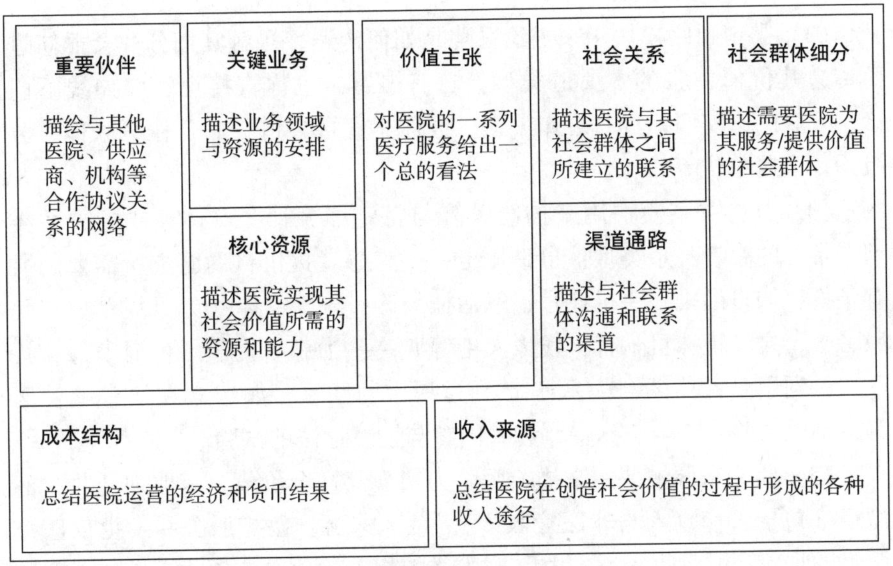

重要伙伴	关键业务	价值主张	社会关系	社会群体细分
描绘与其他医院、供应商、机构等合作协议关系的网络	描述业务领域与资源的安排	对医院的一系列医疗服务给出一个总的看法	描述医院与其社会群体之间所建立的联系	描述需要医院为其服务/提供价值的社会群体
	核心资源		渠道通路	
	描述医院实现其社会价值所需的资源和能力		描述与社会群体沟通和联系的渠道	

成本结构	收入来源
总结医院运营的经济和货币结果	总结医院在创造社会价值的过程中形成的各种收入途径

图 3-2 医院社会价值实现模式画布

资料来源：笔者整理。

（1）社会群体细分模块用来描绘一个医院主要适合服务/提供价值的社会群体。从疾病分类角度包括：大众患者，患者具有大致相同的、通用型的疾病需求和问题。专科患者，患者一般有某一明确专科就医需求和问题。患者（如高原病患者、地区特性的患者、儿童患者、老年患者等，以患者本身特性有关，与疾病分类关系较少）需求略有不同，细分群体之间的区别有所不同，所提供的治疗方案也略有不同。从疾病严重程度角度可分为轻症患者、重症患者等。

（2）价值主张模块是对医院的一系列医疗服务给出一个总的看法。价值主张的要素包括：性能——改善医疗服务性能是传统意义上创造价值的普遍方法；专科化——以满足个别患者或细分群体的特定专业疾病来创造价值；把健康意识深入人心——可通过帮患者把健康管理好、把生活习惯培养好而简单地创造价值；技术——医疗服务因精益的技术脱颖而出；成本——帮助患者降低就医成本是创造价值的重要方法；风险抑制——可以帮助患者抑制疾病风险也可以创造患者价值；可达性——把医疗服务提供给以前接触不到的患者（远程医疗、互联网医疗、远程会诊、托管医院）；

便利性——使就医更方便。

（3）渠道通路模块用来描绘医院是如何沟通、接触其细分社会群体进而传递其价值主张的。渠道类型：自有渠道，也称直接渠道，如线下门诊、互联网医院门诊等；合作渠道，也称非直接渠道，如合作医联体、分级诊疗下属单位等。

（4）社会关系模块用来描绘医院与特定细分社会群体建立的关系类型。常见的患者关系类型：自助服务——为患者提供自助服务所需要的所有条件，如自助机、手机挂号、电话挂号等；特殊群体（如下级单位转院患者、军人、特殊贡献者、残障人士等）——为患者提供绿色通道等；社区——利用患者社区与大众建立更为深入的联系，如建立在线患者社区等；临床试验——与临床受试者共同参与创新疗法的试验。

（5）收入来源模块用来描绘医院为实现其社会价值，获取现金收入的途径（包括医疗收入与非医疗收入）。收入来源：医疗服务——提供医疗服务的收入；财政收入——由财政拨付的相关款项；专项收入——由医院承接的相关科研项目带来的收入；其他收入（如品牌授权费、场地租赁费、培训费、托管费等）。

（6）核心资源模块用来描绘让医院有效运转所必需的最重要的因素。核心资源类型：实体资产——医疗设备、医疗设施、系统等；知识资产——品牌、专有知识、专利和版权、合作关系和患者数据库、科研数据库、生物样本库、疾病筛查库、患者病历等；医疗资源——号源、床位等；人力资源——医生、护士、医技人员、科研人员、教培人员、行政后勤人员等；财务资产——自有资金、财政资金、专项资金、工会经费、外部赞助等。

（7）关键业务模块用来描绘确保其医疗运行所必须做的最重要的事情。关键业务类型：诊疗服务——对患者健康情况的诊断；护理——对患者医嘱执行的内容；检验——对相关样本进行科学检验；检查——对患者进行查体等；手术、麻醉、药事、病案；科研、患者管理；平台/网络——网络服务、在线咨询等；问题解决——为患者、医联体单位、医学生提供解决方案，需要知识管理和持续培训等业务。

（8）重要伙伴模块用来描绘让医院有效运作所需要的医药商、其他医院及相关机构的网络，主要包括国家医疗保障局（以下简称国家医保局）、医药商、医院及其他相关医院和产业（见图3-3）。国家医保局在政策的指引下，往往与医药商进行协议，"以量换价"，努力为社会大众降低医疗成本。此外，在就医过程中，国家医保局作为相应的支付方，为购买医疗保险的患者支付一定比例的医疗费用；医药商除与国家医保局进行协议外，还与医院直接产生医药、医疗器材等直接交易；医院是为患者提供医疗服务的主要机构，直接关系到患者的生命健康以及享受到的医疗服务质量。与目标医院相关的医院包括托管医院、子医院、分院、医联体医院，目标医院相关的产业包括科技公司、民营门诊、高端体检等。这些相关机构与目标医院产生联系，对医院的运营、发展、实现社会价值等方面产生一定的影响。

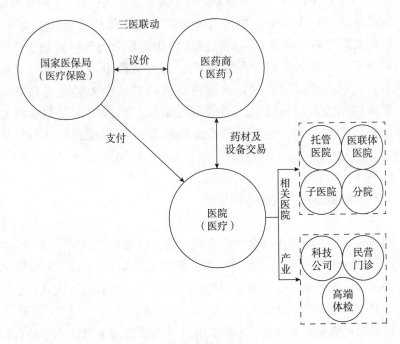

图3-3　重要伙伴关系

资料来源：笔者整理。

（9）成本结构模块用来描绘运营一家医院产生的所有成本。成本结构类型：成本驱动——创造和维持最经济的成本结构，采用低价的价值主张、最大限度地自动化和广泛外包。价值驱动——专注于创造价值，增值型的价值主张和高度个性化服务通常是以价值驱动型商业模式为特征。

通过对医院的画布中不同模块内容的分析，医院的用户需求会更加明晰，进而让能力与需求相匹配。

三、医院业务架构的建立

梳理医院的业务以及用户的需求，是为了厘清医院的业务现状，当明确医院的业务现状后，需要判断一个问题：组织现有的业务架构能否让医院总体战略真正落地。如果当前医院的业务架构已经建立起来了，那么组织就需要验证和更新当前已经文档化的业务流程，并确保战略可以得到落实。然而在另外一种情况下，业务架构也许并没有或者很少被执行，这就需要研究、验证架构将要支持的各个关键业务目标和流程，并获得相关人员的认同。不管哪种情况，都需要医院掌握端到端业务架构建设的步骤，并用此来检验已有业务架构或者建立新的业务架构。

（一）端到端业务架构的概念

端到端业务架构是指以客户需求端为始，以满足客户需求端为终的业务架构。需要注意的是，所谓端到端，是 From End To End，而不是 From Start To End，端到端不是从头到尾的线段，而是从头到头，或从尾到尾的闭环（罗桦摈和逢涛，2002）。

构建端到端业务架构，从本质上讲就是对医院内部管理体系进行科学的改革、优化，形成一支精简的队伍，并优化组织工作流程，避免流程不畅、员工执行流程拖沓、员工执行流程有偏差、员工相互推诿工作的情况发生。因此，端到端业务架构必须从全局出发，在组织内部工作人员的共同努力下，最终降低人工成本、财务成本、管理成本、运作成本，快捷、高效地提供令患者满意的服务。

构建端到端业务架构，对于医院的意义主要有以下三个方面。

第一，驱动战略落地。对于医院来说，既定的战略总是无法被有效地执行，最关键的原因是战略高举高打，没有落实到流程上，没有落实到具体的业务中，战略与流程、业务相互脱节。然而端到端业务架构作为组织创造价值、提升效率的重要工具，改变了过去企业战略目标向部门分解的传统观念，将战略目标分解至流程，并按照流程的层级关系，将总的战略目标逐级分解，从而形成岗位工作要求，使战略落实至具体的业务。

第二，促进科室协同。在传统的医院组织管理中，医院往往是以科室为单位进行管理，跨科室协同问题就成为传统组织管理中最复杂的事务。在建立医院端到端业务的架构后，每一级、每一类流程都有专门的流程所有者，享有相应的职责和权利，使各部门掌握的资源可以被统筹规划；并辅以流程为绩效考核方式，使各部门有相同的业务目标，促进跨科室协同。

第三，提升医院效率。由于端到端业务架构注重从患者提出需求到患者需求得到满足的过程，它强调了客户的重要性，因此构建端到端业务架构可以有效地设计出为医院长久发展提供帮助的流程，从而提高医院流程设计的合理性，避免流程反复设计造成的效率低下；此外，由于流程有相应的所有者，因此在流程执行过程中前后环节的衔接将更加流畅，从而提升了企业的运作效率。

当医院发展到一定规模时，业务越来越复杂，流程越来越多，由于流程体系是部门导向的，流程出现割裂、重叠，甚至冲突的地方，没有人知道整体的业务过程是怎么样，跨部门流程的梳理也很难协调。构建端到端业务架构的目的是从全局出发，从患者需求到患者满意，建立端到端的流程，实现跨部门目标统一、无缝对接和协作顺畅。流程体系中的架构是以端到端打通的原则建立的。

端到端的业务架构就是一套有层次的端到端流程管理体系。这种层次体现在由上至下、由整体到部分、由宏观到微观、由抽象到具体的逻辑关系。一般来说，我们可以先建立体现医院战略落地的业务流程的总体运行过程，然后对其中的每个节点进行细化，落实到各个职能的具体业务活动上。业务流程之间的层次关系在一定程度上反映了医院管理的层次关系。不同层级的管理者对不同层次业务流程有不同的分级管理权限。对应于不同的管理对象，不同层次的流程能有效地展开，从而实现业务流程结构化和层次化管理。同时，端到端业务架构体系的建立，为有效进行医院绩效管理、开展流程体系优化奠定了坚实的基础。

（二）构建端到端业务架构

医院发展到一定阶段后，总是致力于构建完善的职能部门，信奉"专人专事"原则，如要有专门的财务人员、人事专员、行政文员、采购员、业务员等。

所有企业的目标都是为社会提供卓越的产品或服务，在这个目标的指导下，将医院分成不同的部门，出发点是希望这些部门能够帮助医院更好地达成目标，但真实的情况往往是医院在设置各种各样的职能部门后，每个部门只关注自己的目标，却忘记了医院的整体目标，于是出现了各自为政、官僚主义、本位主义的现象，严重降低了医院的整体运营效率。

优秀的医疗服务或服务体系，需要各个相关部门和人员的共同努力，任何一个环节的不足，都可能让整个目标前功尽弃。因此，要尽可能增强协调配合意识，互相帮助，共同成长。当然，还要强调职能部门为一线部门服务的理念。

同时，要提高组织的运行效率，应该在医院内部倡导流程式管理，整个组织的业务流程和管理流程要形成闭环。组织里的流程文化主要强调三个方面的理念：

第一，患者导向，坚持以患者的实际需求为中心，仔细观察、认真调研，不凭空想象，不想当然地把"服务"当"需求"。流程是因患者而存在的，流程管理的真正目的是为患者提供更好、更快的服务。流程的起点是患者，终点也是患者。

从为患者服务角度出发，流程管理的原则如下：树立以患者为中心的理念；明确流程的目的；在突发和例外的情况下，从患者的角度明确判断事情的原则；关注结果，基于流程的产出制定绩效指标；使流程中的每个人具有共同目标，对患者和结果达成共识。

第二，团队协作，牢记医院的整体定位和战略方向，团结合作，相互帮助。

第三，沟通学习和知识共享。

不打折扣地执行既定的战略，并圆满实现战略目标是医院共同面临的难题。既定的战略总是无法被有效地执行，最关键的问题出在战略高举高打，没有落实到流程上，没有与流程建立逻辑关联，战略与流程相互脱节。

战略要落地，需要流程这把"云梯"，根据战略成功关键因素找出战略执行的关键举措，将这些举措与目标要求从高阶到低阶逐层分拆，一直到基于执行岗位的活动，改变执行层岗位的行为，把战略和目标的压力传递给它们。实际上，医院战略执行不到位是由于战略停留在口号层面，最多是将战略和目标分解到了不同的部门与岗位，但如何去做、战略执行得是否到位并没有人进行控制。应该把战略落在架构，使医院按照架构向下细分，逐层执行，使流程高效运行，实现医院战略。端到端流程管理的目的是从全局出发，从患者需求到患者满意，建立端到端的流程，实现跨部门目标统一、无缝对接和协作顺畅。流程体系中的架构是以端到端打通的原则建立的。

构建端到端业务架构的步骤分为五步。

1. 识别端到端流程的目标与战略

（1）使用 SWOT 方法分析医院战略。SWOT 分析法是由美国哈佛商学院安德鲁斯教授于 20 世纪 60 年代首先提出的。运用这种方法，企业将组织所拥有的各种战略因素分为内部条件和外部环境两部分，分别考虑组织内部的优势（Strengths，S）和劣势（Weaknesses，W），外部的机会（Opportunities，O）和威胁（Threats，T），最后形成四种战略格局，即 SO 战略、WO 战略、ST 战略和 WT 战略，其中 SO 战略是一种发挥组织内部优势而利用外部机会的战略；WO 战略的目标是通过利用外部机会来弥补内部弱点；ST 战略是利用本组织的优势回避或减少外部威胁的影响；WT 战略是一种旨在减少内部弱点，同时回避外部环境威胁的防御性技术（潘传德，2006）。

SWOT 分析法常常被用于制定医院发展战略，在战略分析中，它是最常用的方法。SWOT 分析示例如表 3-1 所示（以 a 医院为例）。

表 3-1 a 医院 SWOT 分析

	优势（S） 充足的财政来源； 良好的医院形象； 服务质量； 医疗水平； 市场份额； 成本优势； 规模优势	劣势（W） 设备老化； 管理混乱； 缺少关键技术； 研究开发落后； 经营不善； 流程冗长
	SO 战略	WO 战略
机会（O） 新技术； 新领域； 新需求	应该利用充足的财政来源，积极探索新技术，争取提供更优质的服务； 应该利用自身的良好形象，宣传自身新领域的服务，为更多的人提供优质的服务； 应该利用自身的市场份额优势，细心洞察服务对象的新需求，争取能早日提供对应的服务	应该利用外部高速发展的技术，学习借鉴其他医院或医疗服务机构已获得的新技术，弥补自身缺少关键技术的不足； 应该利用新领域需要重新制定流程的机会，尝试建立简洁的流程，并将成功的经验迁移到其他业务流程中
	ST 战略	WT 战略
威胁（T） 行业政策变化； 突发事件	应该利用充足的财政来源，每年留出充足的财务预算，以应对行业政策变化导致的收益减少的情况； 应该一如既往地保持服务质量，以减少突发事件的发生	应该尽快改变经营不善的现状，以避免潜在的行业政策变化给医院经营带来过大的冲击； 应该尽快改变管理混乱的现状，以避免突发事件给医院经营带来过大的冲击

资料来源：笔者整理。

（2）使用商业模式画布识别商业模式。组织使用 SWOT 分析工具确定了发展战略，为后续组织进一步将战略落实在流程上奠定了基础。组织使用商业模式画布工具，可以确定持续使组织获利的商业模式，从而可以确定出商业模式发挥作用需要的组织能力，为组织将能力同样落实在流程上奠定基础，这也可以促使落实到流程上的战略落地。

商业模式画布分析示例如表 3-2 所示（以 a 医院为例）。

表 3-2　a 医院商业模式画布分析

重要伙伴	关键业务		价值主张	社会关系	
互补型合作伙伴：与非竞争对手的异业联盟合作，以获得更多互补性资源；竞争型合作伙伴：与诊所、药店等竞争对手就非竞争项目进行合作	需要获得医疗行业关键技术；需要引进和组织适配的流程		以关注客户价值为出发点；以客户健康为目的	患者充分的信任；医院重视患者的身体状况	
	核心资源			渠道通路	社会群体细分
	高级专业人才；充足的财政来源；市场份额；良好形象			口碑介绍；多年沉淀的社会影响力；广告宣传	依靠科室设置进行划分
成本结构			收入来源		
人力成本；药品成本；耗材成本；管理成本			政府补贴；医疗费用；药品收入		

资料来源：笔者整理。

（3）运用战略地图识别端到端流程的目标。战略地图是以平衡计分卡的四个层面目标（财务层面、社会层面、内部层面、学习与成长层面）为核心，通过分析这四个层面目标的相互关系绘制医院地图模型（见图 3-4）。

医院战略地图的核心内容：医院通过运用人力资本、信息资本和组织资本等无形资产（学习与成长），才能创新和建立战略优势和效率（内部流程），进而使医院把特定价值带给社会大众（社会），从而实现医院价值（财务）。

从财务、社会、内部和学习与成长四个层面描述医院战略，避免了传统单一财务目标的误区，即无法显示如何产出、未必能真正考核或激励人员、无法反映战略所追求的某些效果和忽略长期及整体效果等问题。真正实现短期与长期目标之间的平衡，财务与非财务量度之间的平衡，落后和领先指标之间的平衡，以及外界和内部的绩效之间的平衡。

第一，基于战略识别财务目标。保持健康的财务状况是任何一家医院为社会大众提供医疗健康服务的保障，医院应该选择一个合理的财务目标，作为其长期成功的象征（见图 3-5）。

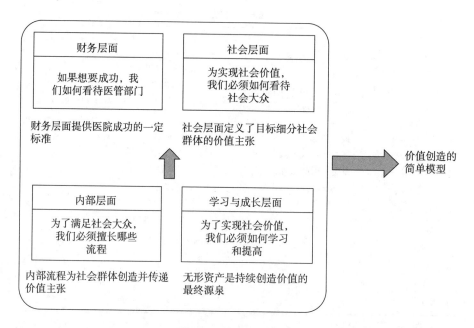

图 3-4　战略地图模型

资料来源：笔者整理。

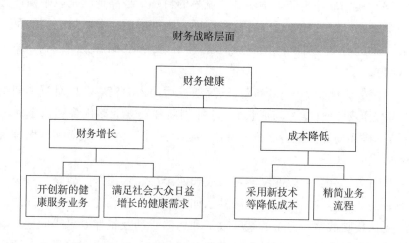

图 3-5　财务层面战略

资料来源：笔者整理。

增长战略：关注长期财务营收的能力；通过开创新的健康服务业务、疑难危重病救治、管理能力输出和成果转化等方式扩大营业收入；满足社会大众日益增长的健康需求。

成本战略关注短期财务成果。成本战略：关注长期财务抵御风险的能力；资产投入产出比、万元收入能耗支出等；以新技术、精简业务流程等方式降低社会大众就医成本，提供高效、优质、经济的医疗健康服务。

第二，基于战略识别社会目标。社会层面战略构面描述的是社会大众的价值主张，不同的战略要求不同的价值定位（见图3-6）。

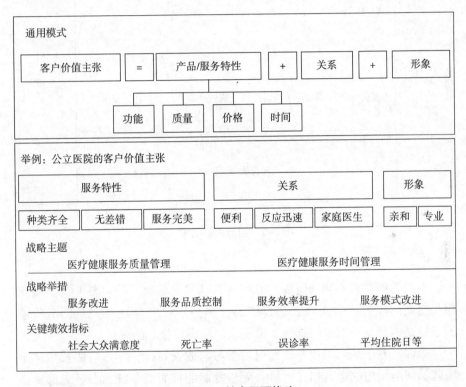

图3-6　社会层面战略

资料来源：笔者整理。

社会价值主张主要有三种：一是总成本最低，二是强调服务创新，三是强调提供全面的健康解决方案。

第三，基于战略识别内部目标。内部运营构面描述医院如何连接社会大众价值主张，如何保障医院健康的财务状况，如何构建专业运作体系，如何整合专业服务资源，如何快速孕育、培养、发展医院的核心竞争能力。内部运营战略构面描述医院如何构建专业运作体系，是整个组织战略实施的内驱核心动力，是组织真正创造价值的构面，是每个医院最具特点的战略构面（见图3-7）。

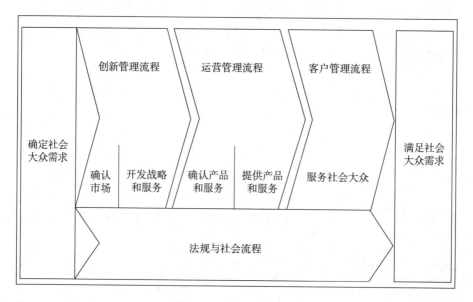

图3-7　内部层面战略

资料来源：笔者整理。

不同的医院有不同的流程，但在选择这些流程时，一定要考虑哪些流程是短期内能为社会大众创造价值的，哪些是长期为社会大众创造价值的。这是内部流程的战略选择，也是这个层面最核心的思想。

第四，基于端到端业务流程识别学习与成长目标。学习与成长描述了医院如何围绕内部运营构建竞争者无法复制的核心竞争能力，是无形资产量变的过程，将无形资产转变为有形成果，是平衡计分卡的理论与实践的升级（见图3-8）。平衡计分卡将无形资产分为人力资本、信息资本、组织资本。

人力资本：支持战略所需的技能、才干和知识的可用性；信息资本：支持战略所需的信息系统、网络和基础设施的可用性；组织资本：执行战略所需的发动并持续变革流程的组织能力。

无形资产本身并不能创造价值，无形资产想要为企业创造价值必须和医院内部运营构面进行配合。

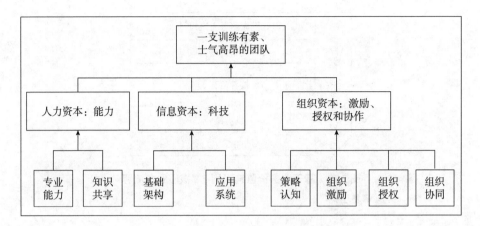

图 3-8　学习与成长层面战略

资料来源：笔者整理。

2. 确定端到端一级流程

"端到端流程"处于医院的战略层面，是基于医院的战略诉求和面向医院服务对象建立起来的医院业务链。通过建立医院完整的业务链，有效并完整地表现医院的业务全貌和战略实现能力。每一条端到端流程由一个或一个以上的服务流程构成，是一个完成的服务流程链。梳理端到端流程，必须全面有效地梳理医院所要满足的各种需求及需求的来源，并且对于这些需求，医院应拟定相应的满足目标。运用战略地图完成端到端流程目标与需求识别后，医院需要将需求落实到具体的一级流程上，医院将全部端到端流程进行汇总，确定端到端一级流程。

首先沿着业务价值链识别 L1 核心业务流程，在实际操作的过程中，要注意控制关键流程的数量，符合二八原则（见图 3-9）。

其次从战略地图的财务目标、社会大众目标、端到端流程目标、学习与成长目标四个方面识别医院 L1 端到端业务流程（见图 3-10）。其中财务目标关联度重点关注成本占比大的流程、成长上升快速的流程、收入与价值增长关联度高的流程。

3. 流程分类

流程分类是根据不同的业务场景对同一个流程进行差异化设计，分为不同的流转线路的过程。流程分类能够与不同业务特点相匹配，针对不同的分类采取差异化设计，促进有限资源的最优化配置，最大化发挥其使用

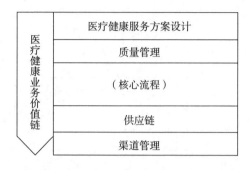

图 3-9　基于业务价值链识别 L1 核心业务流程

资料来源：笔者整理。

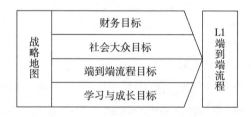

图 3-10　从战略地图识别 L1 流程

资料来源：笔者整理。

效率，能够有效提高流程运行的效果。主要是按照作用范围、重要程度、生命周期、风险大小、对象转换进行分类。

（1）按照作用范围分类。符合端到端的设计要求，即始于患者需求，终于患者满意。

流程规划 POS 法将流程分为规划类（Plan）、运作类（Operation）及支撑类（Support）。规划类流程解决方向与整体部署问题；运作类流程解决业务具体如何实现的问题；支撑类流程考虑为了保证业务有效顺利开展需要提供哪些支撑服务。POS（Plan Operation Support）法，应用于技术成熟，但管理滞后于业务的医院，既适用于医院流程总体架构规划，又适用于各一级流程规划。规划类流程不是针对单个作业对象，而是针对作业对象全集，为后续单个作业对象的运作过程提供宏观指引。例如，会议规划流程作业对象是医院所有的会议，通过分层分级，固定不同会议的节拍，合理安排会议的顺序，形成会议地图，使医院会议整体开得有序、高效；

然而会议管理流程的作业对象是单个会议，规划涉及会前准备、会议召开、会议跟进全过程。

对于医院流程体系而言，规划类流程就是战略闭环管理流程（从制定到执行），战略管理处于统领地位，为流程体系明确方向与策略要求；在POS三层次结构中，整体流程体系是以战略为牵引的，非常强调目标、策略导向，战略管理流程对于整个医院的运营管理起着至关重要的作用，战略管理能力是医院运营成败的关键。

对于单个一级流程而言，规划类流程同样为一级流程体系提供全局性、长远性、系统性规划，其表现形式多样：如制定一级流程策略与规划，制订整体的计划、预算或政策等。规划类流程不是针对单个作业对象，而是针对作业对象全集的，为后续单个作业对象的运作过程提供宏观指引。

运作类流程是为患者创造价值的流程，对于医院总体架构而言，运作类流程就是我们常说的价值链环节中的业务流程。

每个一级流程都有明确的患者对象与目的，运作类流程就是一级流程领域直接创造价值的业务实现流程。

支撑类流程为运作类流程能够有效运行提供基础性支撑服务，具体有两类：第一，管控服务类，为有效控制业务风险，确保经营健康服务；第二，服务类，提供资源保障、服务支持、能力支撑等。可以将支撑类流程理解为我们常说的后台职能管理类流程。

OES（Operation Enable Support）法高度体现了以患者为中心、以患者为关注焦点的管理原则。第一层，直接向患者提供端到端诊疗服务的业务类流程；第二层，中后台为相应业务流程需求，支撑业务流程价值实现的流程；第三层，后台共享基础性流程，为前台或中台高效、低风险运作提供管理支撑的流程。

业务流程是医院前台运作的流程，是患者价值创造流程，是为完成患者诊疗所需要的端到端业务活动开展全过程，从患者需求到患者满意为止。业务流程在流程体系中处于核心地位，它向中后台流程提出需求。

其中典型的面向患者的两个阶段流程如下：

从概念到标准化服务，满足现有医疗服务未满足的需求，从捕捉到患者的新需求开始，到新服务模式推出给患者并得到患者的认可为止。

从问题到解决，满足患者接受诊疗服务后的问题解决，服务患者诊后健康管理的需求，从接到患者健康需求开始，到成功解决患者健康问题并让患者满意为止。

使能流程是医院中台流程，响应业务流程需求，为业务流程有效、高效运作赋能，提供支持的流程，它直接被业务流程调用，通常是医院核心竞争力的来源。使能流程的绩效往往决定了业务流程的绩效，因为它为业务流程提供了必要的能力支撑。

支撑流程是医院后台流程，通常是医院全领域共享的流程，是基础性的流程，被业务流程与使能流程调用，为它们提供管控与服务支撑，确保业务高效与稳健运行。

OES法适用于患者导向型医院，即对患者反应快、横向管理强的医院。医院流程总体架构规划，不建议用于各一级流程规划。OES法与POS法的关键差异点有两处：第一，在流程体系中处于支配与指引地位的不是战略管理流程，而是直接为患者创造价值的端到端业务流程，其中体现了管理理念的不同，患者是第一位的而不是医院；战略为患者服务，所以战略管理流程降格为中台的使能流程。第二，对于业务流程的定义不一样，不是所有的价值链环节都是业务流程，只有直接为患者提供价值的流程才是业务流程。

（2）按照重要性程度分类。①关键流程，重要性程度非常高，是一级流程业务域关键流程，其表现间接影响了一级流程的绩效，往往需采取精细化管理的策略。②一般流程，重要性程度一般，流程管理通常采取标准化管理策略，更强调关键节点的管控，管好流程绩效及关键节点即可，给操作人员更多的发挥空间。③次要流程，重要性程度低或发生频率低，不是非常重要但又不能缺失的流程。对次要流程可以采取简化管理，如只需要制订简明的流程操作示意图或管住关键的表格或模板。

（3）按生命周期分类。将业务或管理流程围绕核心诊疗过程的生命周期全过程来规划流程。将生命周期应用到流程规划中，围绕核心诊疗过程的生命周期来规划流程，由于生命周期结构是完整而严密的，所以运用这种方法保证了流程规划的完整性。通常医院核心的管理对象有患者、诊疗、供应商、资产、员工、流程等。

（4）按照风险大小分类。在医院业务流程运行中存在风险，可分为高风险流程、中风险流程、低风险流程。风险的控制需要付出相应的管理成本，高风险业务与低分险业务所对应的流程是有差异的，医院应当将资源与精力重点投放在对高风险业务的控制上，聚焦重点，抓大放小。例如，高风险业务要从严控制，流程管控节点多且严格，低风险的业务则要简化控制，降低管理成本。

（5）按照对象转换分类。对象转换法适合于对业务的规划，尤其是对端到端业务流程的规划。从一个完整的业务全流程来看，如何将流程合理地进行分段，按作业对象转换法进行划分是一个比较好的办法。在端到端流程中，输入是社会群体的需求，输出是安全的医疗诊疗以及健康服务的执行，实现社会群体满意的过程。在这个端到端流程中，要经历不同角色、岗位，跳跃不同部门，在此期间，流程的加工、作业对象会发生转换，将围绕每一个对象完整加工过程视为对一级流程的第一次切分，形成一系列二级流程。完成二级流程识别后，再根据作业对象的状态变化进行第二次切分，形成一系列三级流程。

4. 流程分级

业务流程之间的层次关系反映业务建模由总体到部分、由宏观到微观的逻辑关系。这样一个层次关系也符合人类的思维习惯，有利于医院业务模型的建立。一般来说，我们可以先建立主要业务流程的总体运行过程，然后对其中的每项活动进行细化，建立相对独立的子业务流程以及为其服务的辅助业务流程。流程通过分级管理，一般面向患者的端到端的价值链可以分解为若干业务领域，业务领域进一步细分为流程，流程细分为活动，即按照管理层次链维度，识别每一个业务流程中的下一层流程（也叫操作级流程）。

具体描述如下：

业务领域（一级）也被称为一级流程。以患者为导向的医院整体的端到端流程有核心业务领域和支撑业务领域，如集成供应链（ISC）、集中诊疗服务。

业务子域（二级）也被称为二级流程，是一级流程的组成单元，也是一级流程中的一个模块。业务分解结构包括业务流程以及核心业务领域内流程的关联关系，如ISC的计划模块、采购模块。

流程（三级）也被称为三级流程，可操作、可管控层级。一组有逻辑关系的联系活动，包括为获得期望的结果而制定的业务规则，如采购领域的安排采购物料到货、共享采购预测流程。

子流程（四级）也被称为四级流程。对三级流程中某个节点的展开。

活动（五级）为获得期望的可以预测、衡量的结果而执行的一组任务，如处理 PO 操作指导书。

任务（六级）也被称为操作步骤，是构成活动的基本单位。

流程分级是将一个大流程按照不同层级逐渐切开，分成一群小流程，直至活动与任务的过程。

5. 集成端到端流程

所谓端到端流程则是指满足来自患者、外部组织、利益相关者输入或输出之间的一系列连贯、有序的活动的组合。将流程进行分层和分类描述之后，经过端到端的流程梳理就可以把患者、利益相关者、医疗完整性、法律法规的要求都在所设计的流程管理体系中加以体现。这不仅可以检查流程的完整性，还可以发现流程中存在的潜在问题。

同时，更重要的是把综合的目标在架构好的流程体系中进行了逻辑实现，这样就可以把实际操作过程中的问题尽早地揭示出来，为流程的顺利执行扫清障碍。如此就构成了医院流程管理平台，医院目标的实现就有了坚固的支撑，医院也就有了有效达到目标的执行能力。

（1）建立端到端流程目标体系。根据医院战略目标制定一级端到端流程绩效目标和指标（确定用词），这些一级流程绩效目标能够直接指向财务维度目标或患者维度目标，并体现了组织绩效目标的分解与承接。

将一级流程绩效与指标分解为二三四级流程绩效目标与指标，形成端到端流程目标指标体系，通过一级流程绩效目标统一并集成各二三四级流程目标及各功能部门之间的目标，从而做到端到端流程业务域内角色目标一致，协同作战。

（2）从端到端流程视角建立策略与规则。①根据医院的战略（竞争战略、业务战略、职能战略）来确定相关核心业务流程策略导向及绩效目标要求，从而把策略与目标分解到核心流程上。从端到端流程视角建立全流程统一的策略导向，并将一级流程运作策略分解为相关的原则，再将原则细分为三四级业务运作规则与标准。②从端到端流程视角建立全流程统一的时效标准。时效标准制定采取自上而下分解法，首先根据患者需求识别全流程周期的目标要求，其次沿着流程将其分解到二级、三级、四级流程的时效要求，直至每一个活动的时效标准。③从端到端流程视角建立全流程业务对象统一的分类、分级规则与标准，并在全流程进行统一的应用，确保分类、分级是站在全流程高度设计的，并且业务差异化策略是全流程拉通、统一的。④从端到端流程视角建立全流程统一的业务处理优先规则，确保能够从端到端流程患者角度实现优先排序，将有限的资源得到最佳的配置，从而发挥最大化价值。

（3）确保端到端流程职责。①为每一层级流程任命流程所有者，确保每一层跨流程部门流程管理责任落实到位。其中一级、二级流程所有者侧重规划和统筹，一级流程所有者对端到端全流程绩效负责，二级流程所有者对二级流程绩效负责；三级、四级流程所有者侧重业务具体运作，将一级、二级流程规划与管控要求落实到三级、四级流程中。②从端到端流程视角拉通全流程角色，并对全流程的相关角色进行职责定位，然后在三级、四级流程中，将相关角色职责定位、分解、细化为明确的职责要求，确保端到端流程管理、执行、检查责任落实到位，每一个角色职责边界清晰。

（4）构建端到端流程的组织架构。基于端到端全流程，审视现有组织架构是否能够支撑流程高效运行，针对存在的问题，对现有组织架构进行相应的调整、优化。

医院实际运作过程中容易出现的组织设计问题：①全流程部门职责过于分散，导致全流程协同困难，找不到相应流程绩效的责任主体。在这种情况下，医院可以考虑按端到端流程之下的二级流程去指导组织设计，确保二级流程能够找到一个主导部门去承接，尤其是不宜穿插两个或两个以上势均力敌的部门，这样会导致职责的落空或协同的难度加大。②端到端全流程归口管理部门缺失，没有部门对端到端流程规划、设计、分析与改进负责，这样会导致即使任命了流程所有者，但由于缺乏部门的支撑，所有者很难把端到端流程真正管理起来。在这种情况下，医院可以考虑通过调整部门职责或分管领导职责，加大某个部门或岗位对端到端全流程管控的力度，达到归口管理部门的标准。③端到端全流程跨部门重大问题或事项缺乏决策机构来拍板，导致跨部门重大问题升级决策困难。在这种情况下，医院可以通过设置委员会的方式，来承担流程重大事项的决策职能。

（5）从端到端串联流程活动。①审视医院当前的业务架构是否符合端到端设计原则，如果不符合，则要对业务架构进行调整。然后将流程内的三级、四级流程进行集成和串联。②通过端到端流程试图绘制，将端到端流程内的三级、四级流程间的接口关系梳理清晰，理顺端到端流程内三级、四级流程间的接口，以及端到端流程与外部之间的接口。③基于端到端全流程分析，识别并去除不必要的活动或不增值的活动，确保端到端流程内的活动均达到端到端流程患者需求与流程目标要求。④梳理端到端流程患者接触界面与接触点，简化患者接触界面，尽量实现单点接触患者。⑤基于端到端流程视角识别并评估流程风险点，识别其他重大风险及对应的流程关键控制点（KCP），并在该对应的三级、四级流程上建立相应的控制措施。⑥从端到端全流程视角来看，如果不能满足某些业务场景的需求，则要从端到端全流程识别差异化流程设计要求。这样操作的好处是能够系统地对特殊的业务场景进行差异化设计，确保全流程能够贯通，并且能够很好地满足特殊业务场景的要求。⑦从端到端全流程来看，审视流程是否存在活动不闭环的情况。有两类常见的活动不闭环：第一，没有站在患者视角实现从需求到满意的贯通，中间缺少了某些环节；第二，没有实现管理的闭环，即计划—执行—检查—改进。医院实际场景中，往往会缺失计划、检查与改进的环节。如果实现流程存在管理不闭环，则修改业务架构，实现全流程闭环后，完成相应的三级、四级流程的修改。

（6）从端到端流程视角审视信息。①从端到端流程视角审视全流程，前端流程是否为后端流程提供了充分、准确、及时的信息输入，并确保后端流程运作得及时与准确。如果存在问题，需要重新设计前端流程相关信息的采集点，确保患者信息能够无障碍、无衰减地传递到后端需要使用信息的角色。②从端到端审视全流程，后端流程应为前端流程提供了充分、准确、及时的前端流程执行情况、结果反馈信息，便于前端流程能够清楚流程设计或执行存在哪些问题，及时地采取相应的调整、改进措施，确保流程绩效目标达成。

（7）基于端到端流程建立 IT 系统。从端到端流程审视全流程涉及 IT 系统之间是否打通？即相关的 IT 系统之间接口是否贯通、数据是否集成、信息是否共享，而不是相互割裂的信息孤岛。医院的流程需要最终落实到具体的操作上，而具体的操作应落实在系统中，如 HRP 系统、HIS 系统等。信息系统解决方案不应局限于为具体作业人员打造的作业执行系统，还要为医院的中层管理人员构筑流程管理系统，为医院的高层管理人员构筑信息化的战略管理系统。

四、架构的文件管理方式

端到端业务架构建立好后，进入具体流程的梳理环节，这部分工作有两个关键要素：一是建立流程文件描述标准模板；二是让流程责任人成为责任中心，保证后续流程梳理优化工作按时按质完成。

流程文件描述标准模板的建立，首先，考虑医院已有的文件管理习惯，如已有的 ISO 文件体系格式和以往的规章制度的统一、考虑社会群体需求的流程图描述软件使用习惯等；其次，要区分不同的业务流程特性，使流程文件描述格式简单。

流程文件描述模板看似简单，但任何小的失误都可能导致大量的后期工作要返工，因此在模板发布应用前应选择示例流程进行检验，同时能更直观地对流程编制人员进行培训。

流程梳理工作启动之初，就必须让流程责任人成为责任中心，而不能由流程管理部门或者咨询公司代替。首先，流程是管理和业务的载体，流程梳理优化是一个思考、体会和模拟运作的过程，是分析、优化、构建管理体系的过程，流程体现什么样的管理思想和要求，需要流程责任人进行构建；流程是否体现了其管理思想和要求，需要向什么方向优化，也需要流程责任人进行评估判断。其次，流程责任人是流程运作绩效的负责人：通过建立基于流程的可衡量的绩效指标并设置改进目标，推动业务持续优化，如何设定指标、如何反映工作目标，需要流程责任人进行思考；设定的指标是否实现，也需要对流程责任人进行考核。最后，流程责任人是团队领导和教练：流程是知识的载体，通过流程可实现隐性知识显性化、知识的积累和复用，从而指导下属工作、快速培养团队能力，所以作为团队领导和教练的流程责任人需要决定建立什么样的流程规范来实现团队知识的积累、共享和复用，从而提升团队竞争力。

因此，为保证架构层呈现形式在内容上与结构上的完整性，架构层呈现形式的设计由四个流程文件组成，分别是架构图、架构说明卡、集成关系图和流程关系图。

架构层主要以架构图为核心内容展开，四者之间的关系如图 3-11 所示。

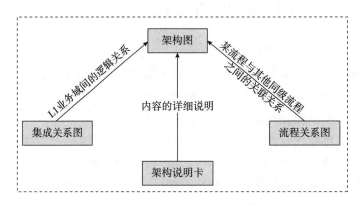

图 3-11　架构层管理工具之间关系

资料来源：笔者整理。

（一）架构图

1. 定义

架构图是对医院流程体系进行结构化的表达，以类似于键盘的模板化形式呈现。

2. 特点

对医院业务域以及所属业务子域的罗列，具有层次性、整体性、完整性、标识性、不重复性、不遗漏性。

3. 构成要素

架构图的构成要素如图 3-12 所示。

（二）架构说明卡

1. 定义

以说明卡的形式对架构进行转化与展现，对架构中包含的流程要素进行进一步的细化、分类并加以说明。

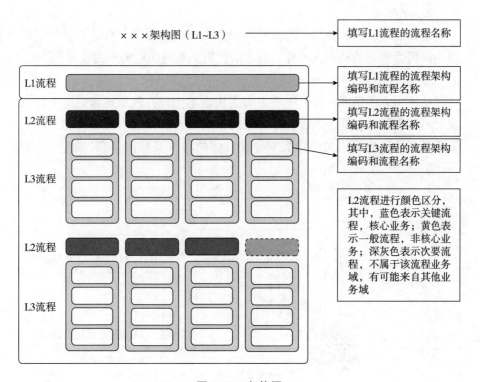

图3-12 架构图

资料来源：笔者整理。

2. 特点

目的明确、界限清晰、要素详述、绩效管控。

3. 功能用途

用来记录流程相关信息，包括流程名称、流程负责人、前后流程信息、流程输入输出。

（三）流程关系图

1. 定义

流程关系图反映某流程及与相关的同级流程之间的输入输出活动和逻辑关系。

2. 特点

逻辑清晰、重点突出、跨流程协同、体现流转关系。当需要详细了解以本流程为中心的相关流程和其对应的逻辑关系时使用流程关系图。

3. 构成要素

从使用者的角度出发，中心矩形图代表本流程，四周排布的矩形图代表与本流程相关的同级流程；带有单向箭头的直线代表本流程与相关的同级流程的输入或输出关系；文本呈现具体的输入或输出信息，如图 3-13 所示。

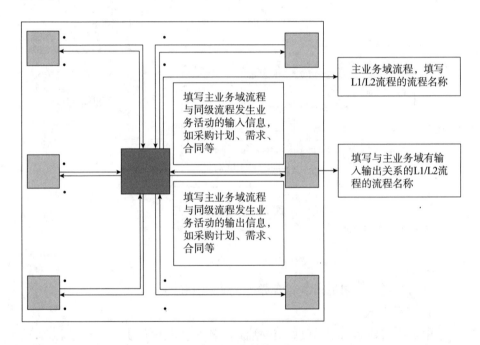

图 3-13　流程关系图

资料来源：笔者整理。

（四）集成关系图

1. 定义

集成关系图是对顶层架构中核心业务流程的集中展现，是流程的全景图，反映了流程体系核心业务流程之间的接口关系和内在逻辑关系。

2. 特点

当需要了解核心业务流程之间的流转关系和逻辑关系时，需要了解在不同的业务场景中，同一流程与不同流程之间跨流程协同时，需要了解以患者为中心的、为患者创造价值的端到端业务管理模式时，需要对流程体系进行全局分析与系统方案设计时，集成关系图可以发挥相应的作用。

3. 构成要素

集成关系图的构成要素如图3-14所示。

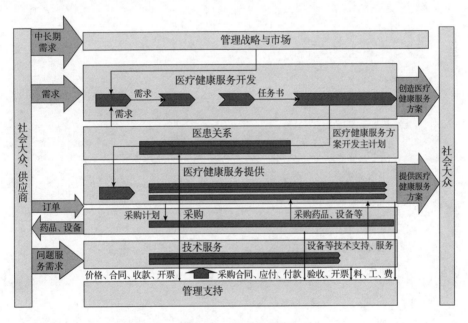

图3-14 集成关系图

资料来源：笔者整理。

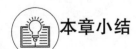 **本章小结**

首先，本章从宏观角度和医院角度两个方面入手，论述了业务架构的概念，并提出了传递战略导向、强化核心能力和匹配价值主张的业务架构

设计原则。其次，分别叙述了通过战略分析、价值链分析、商业模式画布等工具，识别医院的核心业务、分析医院业务流程、梳理用户需求，进而完成对医院业务的梳理的过程。最后，通过整合梳理好的业务现状，按照识别端到端流程的目标与战略，确定端到端一级流程、流程分类、流程分层、集成端到端流程的步骤，完成端到端业务架构的构建。

| 第四章 |

医院流程层构建

一、医院流程设计

（一）医院流程设计的意义

流程设计是指根据市场需求与企业要求调整企业流程，对于医院而言，医院的流程设计需要以患者为中心以及医院自身的发展要求来调整，为完成为患者服务的目标而进行的一系列具有柔性工作活动的集合，主要包括两项任务：第一，透视现有流程为患者带来的服务质量；第二，根据当前患者就医过程中的需求调整现有业务流程。对于这两项任务来说，必须基于一套统一的方法和统一的描述语言，解决何人完成何种具体工作，以何种顺序完成工作，可以获得何种服务支持，以及在流程中采用何种软件系统等问题。设计阶段的目的是根据分析结果并结合医院目标制定目标流程，并在 IT 系统中实施有助于今后为医院创造高质量、高效率的医疗服务的目标流程。

医院流程设计建立在系统思考分析的逻辑上，采用系统一体化方法，基于整体运作的思维模式，强调组织整体运作质量的提升。在这里，系统一体化方法即以整个流程为对象，强调医院为完成预定目标所做的整体目标战略的成功，局部的价值完全由它们提高整体成功的程度而定。换句话说，医院运作一体化关注的是整体最优，而不是局部最优。流程设计涉及预约挂号、就医、缴费、检查、手术、随访等全病程周期，同样流程设计的目的是尽可能地提供便捷的医疗服务、最高的医疗质量，即以时间为基础的流程优化，以医疗质量和高效服务为基准。

流程管理在医院中扮演着越来越重要的角色，流程管理渗透了医院管理的每一个环节，任何一项业务战略的实施都肯定有其"有形或无形"的相应操作流程。目前，对医院流程管理的体系结构、集成模式及集成环境还缺失有效的理论指导。医院流程是一个负责系统，流程的分析、设计、实施及评价由许多部门共同完成，如果没有科学的标准和严格的原则，将众多层次和若干生命周期阶段的设计、开发和维护管理有效集成起来十分困难（王丽姿，2009），因此急需医院流程设计的系统研究方案。

（二）医院流程设计的工具

1. 流程图的定义

流程图又称输入—输出图，该图可直观地描述一个工作过程的具体步骤。它是流经一个系统的信息流、观点流或部件流的图形代表。在企业中，流程图主要用来说明某一过程，这种过程既可以是生产线上的工艺流程，也可以是完成一项任务必需的管理过程。具体来说，流程图是以图形的形式，简要、直观地展示流程各个要素（内容）及相应的逻辑关系。

2. 流程图的分类

在日常实践中，流程图的制图方式通常使用泳道图或直线图。例如，华为在流程管理实践中采用泳道图绘制流程。泳道图与直线图无论是在展示效果还是在制图方式、版面布局方面都有很大的区别，各有优劣。因此，本部分对泳道图、直线图之间的差异进行分析，企业可根据分析结果寻找适合自己运营发展的流程图绘制方式。

（1）泳道图。泳道图是一种 UML 活动图，能够清晰地体现出某个动作发生在哪个部门，常见的工具有 StarUML、Rose、Visio 等。泳道图在纵向上是部门职能，横向是岗位（有时候横向上不区分岗位）。业务流程主体上，通过泳道（纵向条）区分出执行主体，即部门和岗位。基于层次泳道的业务流程自动建模将重心放在活动和泳道上，利用这种方法描述出的业务流程可以从活动上直观地看到流程关系，且层次化泳道不仅能为活动对应的企业部门及角色分工提供指导，还可为后续的流程优化奠定基础。

根据已知业务的活动情况，基于层次泳道自动建立最优的业务流程模型过程分为三个步骤：首先，进行业务流程的全图建模，即根据活动之间的输入和输出关系将活动进行关联，从而构建覆盖所有业务流转情况的流程全图；其次，基于约束的流程层次泳道化，即在建立好的流程全图中选择一条覆盖所有活动的路径，并将其转化为层次泳道流程模型；最后，对所有可能的层次泳道化模型进行评价，选择最优的流程层次泳道模型作为最终的流程建模。

泳道图是将模型中的活动按照职责组织起来，这种分配可以通过用线将组织活动分成不同的区域来表示。它可以方便地描述企业的各种业务流程，能够直观地描述系统各活动之间的逻辑关系，利于用户理解业务逻辑；同时泳道图将组织活动依照活动执行者划分开，并强调各泳道间的切换。泳道图主体布局：在业务流程主体上；泳道纵向：通过纵向条区分出执行主体，纵向是活动，把流程图过程步骤安排到职能泳道里，清楚地显示连接关系，过程从左到右按时间前进，同时发生的步骤应上下叠在一起，箭头总是左进右出；泳道横向：活动执行者。

泳道图视觉角度的优势：泳道流程图页面简洁，职责分工明确，管理需求清晰，可迅速、准确地识别活动对应角色。

泳道图视觉角度的劣势：不符合阅读习惯，双维度难以呈现复杂网络流程，容易发生环节交叉，不利于识读。

使用者角度的优势：有助于厘清职责范围；有助于研究流程中各角色之间的交接动作；有利于从整体了解流程活动环节，便于流程活动的衔接和管控。

使用者角度的劣势：不便于查看活动涉及要素；布局采用自左向右的方式，既不符合绘图习惯，也不符合阅读习惯。

信息平台角度的优势：活动涉及要素较少，页面流程主线清晰，可降低绘制的难度，提高绘制者的工作效率。

信息平台角度的劣势：由于泳道流程图采用横向布局，不符合 ARIS 平台绘图通用模式，不易在 ARIS 平台绘制。

泳道图示例如图 4-1 所示。

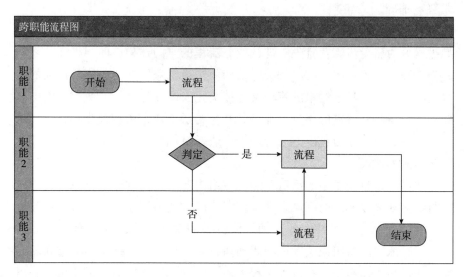

图 4-1　泳道图示例

资料来源：笔者整理。

（2）直线图。

视觉角度的优势：直观描述流程的具体步骤，呈现出整体的业务流程。

视觉角度的劣势：直线图的活动展开要素过多，使流程图主线不易识别，增加识读难度。

使用者角度的优势：活动涉及要素铺开展示，可减少业务人员查看活动要素的时间成本；由于纵向布局，符合阅读者的阅读习惯，减少识读时间，整体上提高使用者的工作效率。

使用者角度的劣势：一个角色对应多个活动，同一个角色会随着活动的出现而重复出现，不利于查看、核实角色职责的对应关系；由于活动涉及要素铺开展示，布局紧凑，会增加识别难度。

信息平台角度的优势：符合绘制人员的绘制习惯，可减少绘制时间。

信息平台角度的劣势：有些要素与流程说明文件要素重复。

直线图示例如图 4-2 所示。

（3）泳道图与直线图共性：①体现流程活动的流转关系。②突出流程间的逻辑关系。③有效揭示封闭系统的运动状况。

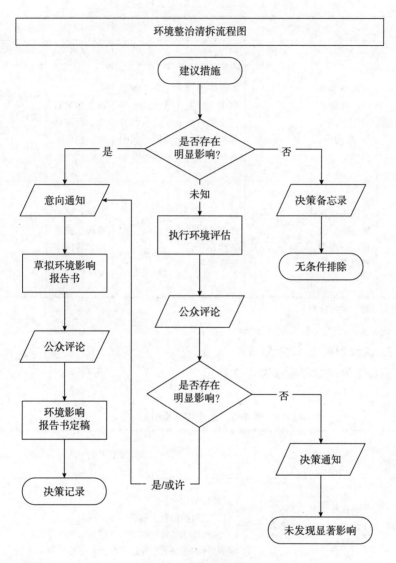

图 4-2 直线图示例

资料来源：笔者整理。

（4）泳道图与直线图的差异。泳道图与直线图优劣势对比分析如表 4-1 所示。

表 4-1　泳道图与直线图优劣势分析

流程图	视觉角度		使用者角度		信息平台角度	
	优势	劣势	优势	劣势	优势	劣势
泳道图	迅速识别活动、准确地对应角色，职责分工明确	不符合阅读习惯	有助于厘清职责范围，便于流程活动的衔接和管控	不利于查看活动涉及要素，不符合绘图习惯和阅读习惯	涉及要素较少，可降低绘制的难度	横向布局，不符合 ARIS 平台绘图通用模式
直线图	呈现出整体的业务流程、展现逻辑顺序	增加流程图主线识别成本	活动展开方便查看相关要素、符合阅读者习惯	不利于查看角色职责对应关系、布局紧凑，增加识别度	可降低绘制难度，提高绘制者的工作效率	有些要素与流程说明文件要素重复

资料来源：笔者整理。

3. 流程图的基本要素

流程图的基本要素如表 4-2 所示。

表 4-2　流程图要素分析

要素名称	要素定义	要素规范
活动	是流程的基本单元，有明确的输入、输出和责任角色	以动宾结构命名； 以三位阿拉伯数字编码，显示在左上角； 活动框按活动发生的时间从左至右顺序排列； 活动间的连接线应左进右出，且不能是双向箭头
流程输入/输出	是指流程中各业务活动的输入／输出对象。包括数据实体以及承载数据的表、证、单、书	通常不在流程图中展示，但必须体现在流程说明文件中，同时一般要以名词结构命名

续表

要素名称	要素定义	要素规范
前端流程 后端流程	承接某流程的相关流程	流程名称必须为上级或下级流程的全称，在图框的指定位置填写
流程起点	流程起点是触发流程第一个活动的开始事件	起点、终点既可以是单一事件，也可以是多个事件；任何流程都至少有一个开始事件、结束事件
流程终点	流程终点是流程最后一个活动所产生的结束事件	
流程名称	流程基本内容的说明	简明扼要概述流程内容，从流程概述中提取关键字，应尽可能简洁地概括流程所表达的内容，一般不超过20个字，建议采用"名词+动词"结构，后缀统一用"流程"，在图框的指定位置填写
流程概述	对流程的简要说明，主要描述流程是做什么的	流程直观地描述了一个工作过程的具体步骤（流程如何展开、如何进行、如何改进）
流程目的	流程制定的原因以及达成的目标	从业务端、企业端、客户端等来考虑、说明流程设置的目的
流程文件控制信息	与流程相关的基本信息，如流程的版本信息、适用范围	在图框的指示位置根据内容提要填写
流程绩效指标	衡量流程运作绩效的量化管理指标，包括时间、成本、质量等指标	要有明确的数据收集、分析渠道、统计频率和计算公式，在用ARIS建模时，需在泳道图下方对流程绩效指标建模
裁剪指南	定义一套标准流程过程所允许的偏差，对整个流程生命周期阶段进行裁剪，以此作为其最佳过程	根据流程对应的场景，对业务流程的相关步骤进行裁剪

资料来源：笔者整理。

流程图要素间关系分析如图4-3所示。

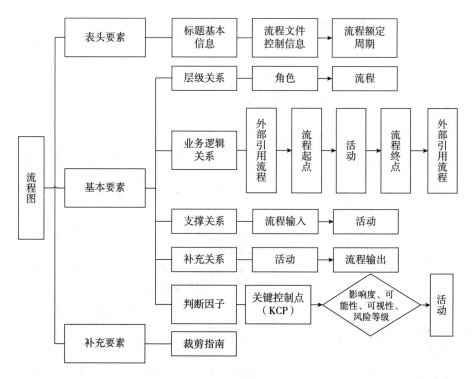

图 4-3 流程图要素间关系分析

资料来源：笔者整理。

4. 流程图绘制规范

（1）流程图整体应保持协调，要素尺寸大小可以适当调整，但缩放比例应当保持一致，流程图原则上不超过两页，对于复杂流程建议按照端到端流程或主子流程进行拆分并分别绘制。

（2）流程绘制采用纵向布局，自上而下表示流程发展的时间或逻辑顺序。

（3）流程图的绘制应该使用给定的要素和符号，不得自行增加。

（4）箭头表示流程发展的时间、逻辑顺序；直线用来连接活动与角色、活动规则、表单、应用信息系统、专业管理要素。

5. 流程图符号与连线说明

流程图符号与连线说明具体如表 4-3 所示。

表 4-3 流程图符号与连线说明

要素名	要素定义	使用规范	图符
与逻辑	所有分支路径都要执行	当多个逻辑事件都完成时，才能进入下一个活动	Λ
或逻辑	所有分支路径至少执行一个	当多个逻辑事件只完成其中一项或多项时，就能进入下一个活动	V
异或逻辑	所有分支路径仅能选择一个执行	能且仅能选择其中一项事件	⊗
箭头	表示流程发展的时间、逻辑顺序及信息的流向	限连接流程接口与流程起点、终点，活动与流程起点、终点，活动与活动、活动与输入/输出	→
直线	—	限连接活动与角色、活动与活动规则、活动与表单、应用信息系统、活动与专业管理要素等	——

资料来源：笔者整理。

6. 流程模型的评价

我们主要从三个方面对流程模型进行评价：

（1）活动的完整性，即模型包含所有的活动。

（2）流程的执行代价，即流程执行所花费的时间 T。

（3）均衡度，即衡量各泳道负载情况的指标。

（三） 医院流程设计实施

在实际过程中，一个科学合理的流程能帮助医院实现高效的医疗质量，提供便捷的医疗服务，同时实现患者低成本就医。然而，实现这个目标的前提是工作流程科学规范，因此在制定医院流程时，要立足于医院运营的性质，实事求是，一切从实际出发。针对流程设计，本章提出具体流程设计思路。

第一，作为流程的设计者，往往忽略了流程格式中的第一项：目的。很多时候，我们忘记了流程设计的根本，关注点往往是流程本身，而非医院业务管理的有效过程，通过过程和控制点的管控来弥补细节问题。所以，在流程起草的第一步，就是明确流程设计的目的，然后再围绕目的展开。

第二，流程一定是先有"骨骼"再有"肉体"的。在项目运作过程中，针对不同的企业标准化程度，有时我们会提供一些模板，或者会用一些模板做参考，但如果我们不按"目的—框架—失控点—细节"这样的前奏，只在模板内部修修补补，反而会制约我们对流程设计思路的拓展。

第三，过程控制设计要详细，关键配套的岗位职责要明确，控制点的受控或流程的运行最终还是要落实到具体的人。流程的框架图出来以后，明确其对应的动作执行人是一个必需点，同时要兼顾中间的管理动作是否自然流畅，以及如何更快地通过过程中的一些表单反馈流程执行的问题及管理数据的形成等。

第四，尽管控制了所谓的关键失控点还不够，如何让流程运作得更顺畅或更高效也是流程设计的一个关键点。在实际流程设计中，将复杂的事务简单化、将简单的事务标准化，这样才能有效地提高输出质量、控制成本、提高效率，为企业创造价值。简单归纳为固化正确的事、控制失控的点、训练职业的人。

在建立流程管理方面，埃森哲（Accenture）研发出了一种适用于企业的参考模型。在这个模型中，既包括与业务流程管理相关的基本活动，也包括实现企业价值的子流程。在这里，流程管理的流程在两个层面起作用：它改进了特定的操作流程，同时提高理解、优化处理以及管理流程的能力。流程管理包括五个主要领域：①业务流程管理的操作；②业务流程管理的方法和工具；③业务流程管理的交付；④业务流程管理的变革；⑤业务流程管理的支持体系。

图4-4是业务流程管理领域框架，图4-5是业务流程管理细分领域。

医院业务流程设计原则：提高医疗服务水平、提高患者就医满意度、基于患者真实需求设计流程。在进行医院流程设计时，应遵循以下设计原则：以患者需求为驱动，准确了解患者需求以及需求排序；流程模型中的各元素或各步骤存在明确的联系，符合医学的科学要求；系统化，患者需求贯穿于流程设计过程的生命周期；操作性强；不仅要回答"是什么"，还要解决"如何去做"；为持续改进提供路线图。

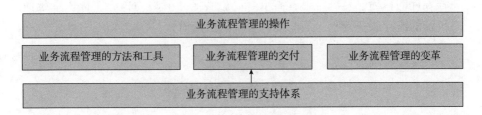

图 4-4　业务流程管理领域框架

资料来源：笔者整理。

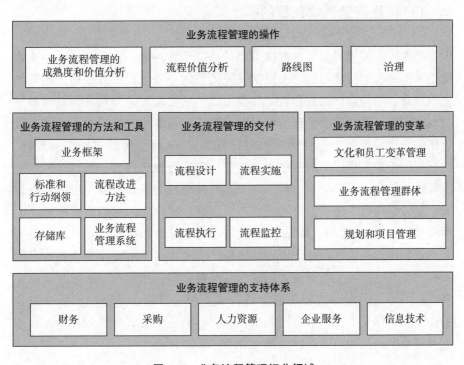

图 4-5　业务流程管理细分领域

资料来源：笔者整理。

　　企业业务流程始于顾客需求调查，终于顾客满意。在医院中患者就是顾客，而质量应该被顾客定义。随着医学科学的发展、医学模式的转变以及人们对健康水平需求的不断提高，医院必须"以患者为中心"，基于结果导向原则进行流程设计，结果导向即强调在流程设计中，活动、步骤的设计要符合结果的要求，而患者关注的最终结果是医疗质量。因此，医院流程设计的目标就是满足患者需求，以患者满意战略为核心，提供卓越而有价值的医疗服务流程，不断提高医院的医疗质量。

二、医院流程优化

（一）医院流程优化目的

医院流程优化可分为医院决策层的业务流程再造、执行层的业务流程优化和操作层的持续改进三个层次。决策层的业务流程再造一般采用系统化改造法、全新设计法或两者结合使用法。它是从医院全局的角度审视分析现有流程，调用医院所有的可用资源构造业务流程（包括组织模式、人员角色、资源配置、新技术引入与投资等），从而使医院工作全局最优。执行层的业务流程优化则侧重于对流程内部进行改进调整，通过分析业务流程的价值链，去掉无价值的活动，实现缩短住院天数、减少患者等待时间、增强响应力、降低整个流程成本等目标。操作层的持续改进源自全面质量管理（Total Quality Management，TQM），是对医院现有业务流程的不断完善和改进，由医院业务流程具体操作人员参与，主要注重人与技术的提高。业务流程优化与再造是医院的战略再造和战术再造。从医院全局来看，三个不同层次的流程改进方法构成一个完整的、动态的流程改进体系，它们在体系中扮演着不同的角色，只有将它们有机地融合在一起，才能保障整个医院的高效运转（胡祖斌等，2005）。

（二）医院流程优化的具体方法

下面简单介绍集中流程优化的具体方法：

1. 精益生产

精益生产又称精良生产，其中"精"表示精良、精确、精美；"益"表示利益、效益等。或者说，精即少而精，不投入多余的生产要素，只是在适当的时间生产必要数量的市场急需产品（或下道工序急需的产品）；

益即所有经营活动都要有益有效，具有经济效益。精益生产就是及时制造，消灭故障，消除一切浪费，向零缺陷、零库存进军。精益生产是美国麻省理工学院在一项名为"国际汽车计划"的研究项目中提出来的。研究人员在做了大量的调查和对比后，认为日本丰田汽车公司的生产方式是最适用于现代制造企业的一种生产组织管理方式，称为精益生产，可以应对美国大量生产方式过于臃肿的弊病。精益生产综合了大量生产与单件生产方式的优点，力求在大量生产中实现多品种和高质量产品的低成本生产。

2. 六西格玛

六西格玛是20世纪80年代摩托罗拉公司的概念和相应的管理体系，并全力应用到公司的各个方面。20世纪90年代中期，6σ开始被通用电器公司（GE）从一种全面质量管理方法演变成为一个高度有效的企业流程设计、改善和优化的技术，并提供了一系列同等地适用于设计、生产和服务的新产品开发工具，继而与GE的全球化、服务化、电子商务等战略齐头并进，成为全世界追求管理卓越性的企业最为重要的战略举措。6σ逐步发展成为以顾客为主体来确定企业战略目标和产品开发设计的标尺，是追求持续进步的一种管理哲学。20世纪90年代，杰克·韦尔奇总结了GE全面质量管理的成功经验后，提炼了其中流程管理技巧的精华和最行之有效的方法，从此开始，6σ成为一种提高企业业绩与竞争力的管理模式。

3. ECRS 原则

ECRS原则：取消（Eliminate）、合并（Combine）、重组（Rearrange）、简化（Simple）。四个英文单词的首字母合起来是"ECRS"，故称ECRS原则。取消是四个原则中的最高原则，在分析业务流程时首先要考虑该业务流程或其中的某一操作能否取消。合并就是要将两个或两个以上的分析对象合并成一个。重组主要用来解决作业顺序上存在的问题。简化是经过前三项工作的开展，之后就要对具体的工序和操作进行改善，使其简单有效。考虑该项工作有无取消的可能性，如果所研究的工作、工序、操作可以取消而又不影响半成品的质量和组装进度，便是最有效果的改善。例如，不必要的工序、搬运、检验等，都应予以取消，特别要注意那些工作量大的装配作业；如果不能全部取消，可考虑部分地取消。又如，由本厂自行制造变为外购，这实际上也是一种取消和改善。合并就是将两个或两个以上的工序合并成一个，如工序或工作的合并、工具的合并等。合并后可以有效地消除重复现象，取得较大的效果。当工序之间的生产能力不平衡，出现人浮于事和忙闲不均时，就需要对这些工序进行调整和合并。有些相同的工作分散在不同的工序，完全可以考虑能否都合并在一道工序内。重组也称替换，就是通过改变工作程序，使工作的先后顺序重新组合，达到改善工作的目的。再如，前后工序的对换、手的动作改换为脚的动作、生产现场机器设备位置的调整等。经过取消、合并、重组之后，再进一步对该项工作做更深入的分析研究，使现行方法尽量地简化，最大限度地缩短作业时间，提高工作效率。简化就是一种工序的改善，也是局部范围的省略，整个范围的省略就是取消。ECRS 原则针对每一道工序流程都引出四项提问。任何作业或工序流程，都可以运用 ECRS 改善四原则来进行分析和改善。通过分析，简化工序流程，从而找出更好的效能、更佳的作业方法和作业流程。

（三）医院流程优化步骤

根据业务流程优化的凯丁格阶段—活动模型（Stage-Activity，SA）可以将医院流程优化与再造的过程分为六个主要阶段（Kettinger and Grover，1995）：①战略决策阶段有四项主要活动，包括建立医院管理层的支持和管理愿景、发现流程再造的机会、识别信息技术/医院信息系统的潜力、选择优化或再造的流程对象。②项目启动阶段有五项主要活动，包括通知相关人员、成立再造小组、制订项目实施计划和预算、分析流程的患者和外部相关组织的需求、设置流程创新的绩效目标。③流程诊断阶段有两项活动，即界定现有流程，包括流程涉及的活动资源、控制机制、作业制定及信息流动的方向等；分析现有流程，着重探讨流程存在的问题和瓶颈，改进流程效率。④重新设计阶段有四项主要活动，包括定义并分析新流程的需求、建立新流程的原型和设计方案、设计人力资源结构、分析和设计医院信息系统或对医院现有信息系统提出改进设计。⑤流程重建阶段有四项主要活动，包括重组医院组织结构及其运行机制、实施新的或改进后的医院信息系统、人员培训、新旧流程切换。⑥监测评估阶段有两项主要活动，即评估新流程的绩效、进入持续改进阶段（胡祖斌等，2005）。

（四）医院流程优化案例

1. 背景介绍

下面以华西某医院为例进行医疗流程的改造方案实施。该医院始建于1896年，是一家集医疗、教学、科研、预防保健和人才培养于一体的三级专科医院。本部分以该医院门诊流程系统为例，对此展开优化。门诊流程系统包括患者挂号、患者报到、就诊、缴费、取药等，人员组织包括门诊部、药房、信息管理部、患者服务中心，运行方式包括线上患者服务及线下患者服务，市场供求中患者数量比医生数量多。其中影响患者满意度的服务流程是面向病人的前台流程系统，也就是病人的就诊流程，包括挂号、就诊、检查、拿药等诸多流程。在这些流程中，时常会发生如下问题：在某一部门、某一窗口前排起长长的队伍，病人为做几项检验/检查奔波于各楼层之间，往返于各部门之间等。由此可见，病人在就医时间、行走距离、精力上都存在极大的浪费。这种浪费直接导致医院服务效率低下，患者满意度下降。

2. 改造目标

该院的门诊流程改造目标：①服务好。以人为本，服务态度热情周到，服务流程简洁明快，服务行为文明规范，服务措施便民利民，服务环境舒适安全，服务信息公开透明，努力实现服务零投诉。要做到以病人为中心，时时处处为病人着想，急病人之所急，打造集诊前咨询、诊中畅通、诊后随访于一体的方便、快捷、高效的绿色诊疗通道，为病人提供全程优质服务。②质量好。依法行医，高标准、严要求履行职责以及规章制度，操作规程执行到位，确保医疗质量安全、临床用药安全、血液安全、免疫安全，努力实现质量零缺陷。突出以质量为核心，因病施治，坚决杜绝过度诊疗行为，确保医疗服务安全有效，病人纠纷投诉处理机制完善，医患关系和谐。③患者满意。医院形象有新的改善，患者感受有新的变化，社会满意度有较大幅度的提高。

3. 医院门诊流程现状分析

原有的患者门诊就医流程如图4-6所示，患者需在卡务中心办卡，再转至收费室挂号，挂号后需要进行排队就医，再转至诊室进行看诊，依据医生所开医嘱返回收费室排队缴费，收费室根据所开医嘱类别进行发药，或引导患者移步至医技科室进行预约，患者需周转至药房或医技科室，等待发药或预约相关检验/检查，当患者需要退费时，可能由药房或医技科室发起退费，患者再移步至收费室退费。下面分别从患者、门诊部、医院管理层、医疗质量四个角度，对流程现状进行分析。

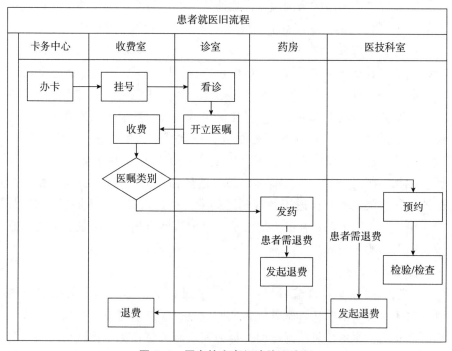

图 4-6　原有的患者门诊就医流程

资料来源：笔者整理。

（1）患者角度。①背景：首诊患者需办理医院就诊卡，看诊前需进行挂号操作，做检验/检查项目需提前预约时间。②冲突：患者前往医院重点是看诊，除去看诊的活动节点，涉及的其余活动皆需前往多个地点找相应部门办理。③问题：看诊流程中跨多个部门，等候时间长，患者不方便。

（2）门诊部角度。①背景：门诊是医院服务窗口单位，门诊整体服务工作体现医院的医疗水平、人文关怀和整体风貌，能充分展现医院服务理念的前沿阵地。②冲突：随着门诊量的增大，患者在非医疗环节（办卡、挂号、缴费、预约）所花的时间较多，反之就医时间相对缩短，不仅会给患者的健康带来影响，也会导致医患纠纷。③问题：医院传统的"办卡—排队—挂号—候诊—就诊—付费—预约—检验/检查"业务流程中，整个环节堵点多、依赖性强、耦合性高。挂号窗口依赖办卡中心，医技预约检验/检查项目依赖于收费窗口。此外，整个过程中沟通量大，但主题不明确。

（3）医院管理层角度。①背景：办卡、挂号、缴费等各项非医疗业务均开设多个科室，负责相应的业务工作。②冲突：每个科室负责业务单一。③问题：人数虽多，但专业性不强，整体工作效率不高，产出率低，某些工作可通过系统实现替代。

（4）医疗质量角度。①背景：医技科室为患者预约检验/检查项目，患者在就诊过程中，遇到非医疗相关的问题时会直接询问医生。②冲突：医技人员花费较多的时间为患者提供预约服务，无工作人员解答患者就医过程中遇的常识性问题。③问题：不能专注医疗质量的提升，会消耗时间做一些非医疗的工作。

4. 医院门诊流程优化

本部分开展医院门诊流程优化，经过对原有就医流程的总结发现，患者需要多次移至并不能提供医疗服务的部门，如卡务中心、收费室等，在此过程中，多项非医疗业务开设科室过多，这些科室虽然人数众多，但是其科室专业性不强，导致科室整体效率不高，同时某些人工工作可依靠信息化手段代替。因此，门诊流程进行了以下优化：①合并部门，建立患者服务中心，明确中心参与流程，患者服务中心合并多个科室，提供办卡、挂号、咨询服务、收费、医嘱类别分类、检验/检查项目预约、申请退费、办理退费。患者可以在患者服务中心完成非医疗服务的所有流程，实现一站式服务。②树立"以患者为中心"的服务理念，负责医学常识咨询、就医的引导，加强沟通协调工作，为病人提供更优质的咨询和医疗引导服务。③专业部门改造，对非医疗的相关工作流程进行改造，内部进行协调，合并重组依赖性高且关联度强的业务部门。④使用工具——系统取代人工，降低人力成本，提高工作质量和效率，提升患者满意度。优化后的患者门诊就诊流程如图4-7所示。患者首先在服务中心办卡，进行挂号预约，随后移步至诊室看诊，根据医生所开医嘱返回患者服务中心进行缴费，患者可根据医嘱类别进行取药或前往医技科室进行检验/检查。如需退费在完成相关医疗服务后，可前往患者服务中心进行退费处理。高度集成的一站式患者服务中心代替原有的跨部门、跨科室，在医院内部打破了部门壁垒，在医院外部，缩短了患者就医时间，使患者享受到便捷、高效的医疗服务。

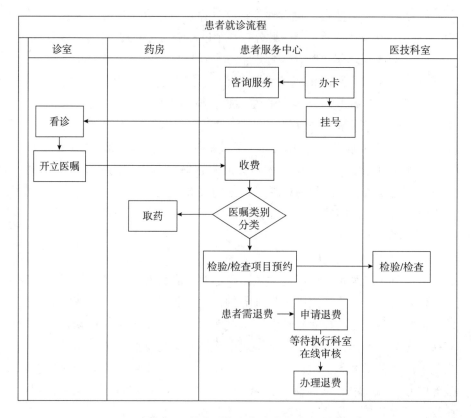

图 4-7　优化后的患者门诊就诊流程

资料来源：笔者整理。

三、流程说明文件编制

基于流程分级角度，流程管理实现现有流程业务体系的分级切分，将流程从高阶规划层细分到可操作、可管理的基础阶段，即搭建一个从战略到执行的流程分级路径，为不同的层级管理者提供不同的管理对象，整体上分为架构层、流程层、活动层，为更好地进行业务梳理、管控，基于各个业务层级，将流程体系中的文件对应划分为管理手册、流程说明文件、活动层文件，本部分主要介绍流程说明文件。

（一）流程说明文件编制要素

　　流程说明文件作为流程表达工具之一，以业务流程图为主线，详细描述业务开展过程，定义了流程的基本要素，包括职责分配、活动操作说明、关键控制点管控措施等，是流程文件的主体部分。具体来说，流程说明文件是对流程图内各要素（如流程活动、流程目的、流程边界等）进行详细说明，对流程图中未能表达的内容进行补充说明（如说明与该流程相关的一些支持性文件和相关文件等）。流程说明文件的编制要素如图4-8所示。

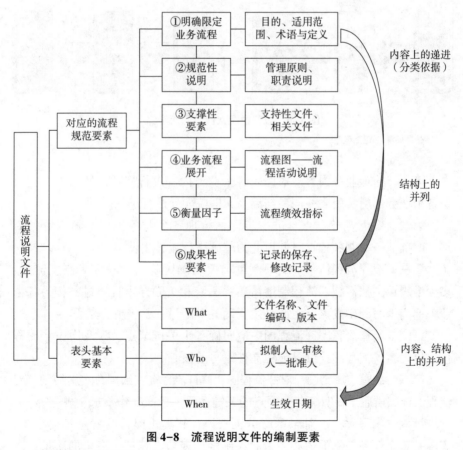

图4-8　流程说明文件的编制要素

资料来源：笔者整理。

（二）流程说明文件编制步骤

流程说明文件，即业务流程的具体文字描述，它明确界定流程中的每一项活动的具体内容、标准、投入和最低要求的产出。但并不是所有流程都需要编制流程说明文件，如果某流程图中对怎么做及标准交代得已经非常清楚，那么流程说明文件可以略去不写，也就是说医院应该根据实际需求来决定是否需要编制流程说明文件。当然，流程文件不应是单一的，还应形成制度体系，在组织内部形成严格的流程运作秩序和规则。具体来说，可按照以下六个步骤进行流程说明文件的编制（见图4-9）。

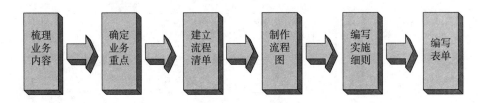

图4-9 流程说明文件编制六步骤

资料来源：笔者整理。

第一，梳理业务内容。对医院各个业务内容进行梳理，然后由医院组织各个业务部门负责人一同参与编写，医院领导进行确认。

第二，确定业务重点。进一步评估梳理各个业务内容，确定业务要点，明确业务控制关键点，并以此为基础进行流程建设。

第三，建立流程清单。编写制度前要明确医院需编写多少制度流程、多少个表单文档模板。流程制度清单需医院相关领导审批通过，作为各个业务部门编写的出发点，因此必须明确各个部门有哪些制度流程。

第四，制作流程图。流程图中应明确各个关键节点、涉及岗位、流程接口等内容，流程图绘制是流程文件编写的核心。

第五，编写实施细则。对照流程图，修订流程实施细则，实施细则是对流程的详细描述，要明确各个要点的关键动作、标准动作要求、规范等。

第六，编写表单。对于基层员工来说，其真正履行的就是各类表单，表单是落实业务控制的核心，因此，制度严谨与否就在于表单的质量，表单要体现业务控制点和审批权限流程。

(三)流程说明文件编制示例

下面以医院智齿拔除日间手术流程为例,展示流程说明文件的填写规范如表4-4所示。

表4-4 流程说明文件的填写规范

流程名称	用主谓词组(名词+动词)+"流程"来表达			
示例	智齿拔除日间手术			
版本	"VC. R"格式,小数点前是大版本(较大修订),小数点后是小版本(较小修订)	生效日期		可指定日期或留空。留空时批准日期由文控员在文件发布前补充
示例	V1.0	示例		2017-6-1
文件编码	按文件编码规则填写	流程架构	L1	该流程对应的L1
示例	BP&IT/BPM_01		示例	医疗服务
拟制人	流程的设计者(姓名/工号)		L2	该流程对应的L2
示例	陈一/293877		示例	手术
审核人	相应的业务主管姓名(姓名/工号)		L3	该流程对应的L3(若流程本身即L3,则此处同"流程名称",无须再填写此表中L4)
示例	张二/278889		示例	日间手术
批准人	流程责任人对应的岗位名称		L4	该流程对应的L4(若流程本身即L4,则此处同"流程名称")
示例	王五/199908		示例	智齿拔除手术
流程责任人	流程责任人对应的岗位名称			
示例	医务部			
适用范围	(1)适用范围可以从医疗健康服务类型、区域等维度来定义,其本质是根据考虑到同一流程的多种分类,明确本流程适用于哪种场景(2)适用范围无维度差异的写"医院各部门"	流程角色		按照"角色与职责"里面的角色填写
示例	口腔科	示例		门诊医生、护士、住院中心

资料来源:笔者整理。

流程说明文件填写步骤及流程图如图 4-10 所示。

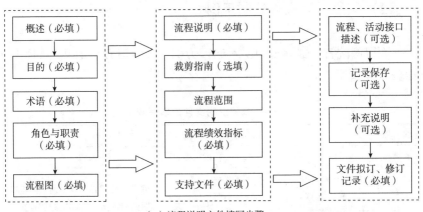

（a）流程说明文件填写步骤

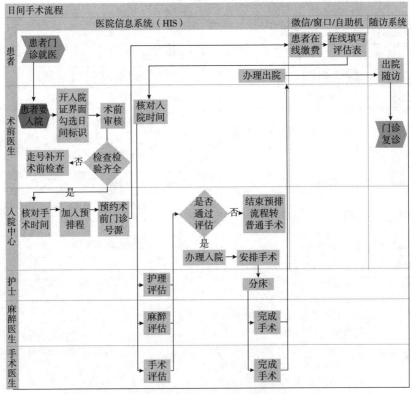

（b）流程图（以直线图为例）

图 4-10 流程说明文件填写步骤及流程图

资料来源：笔者整理。

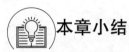**本章小结**

　　本章主要论述了流程层构建的相关内容，包含医院流程设计、医院流程优化和流程说明文件编制三个方面。在医院流程设计部分，首先简要介绍了医院流程设计的相关概念与理论基础，其次介绍了多种类型的流程图，最后介绍了流程设计的具体实施步骤。在医院流程优化部分，首先对流程管理的现有研究进行了综述，建立了医院流程优化的相关理论基础；其次介绍了几种常见的流程优化思想，在这些思想的指导下，规范制定医院流程优化的相关步骤，提出医院流程优化的具体案例，为流程优化的具体实操提供了范式。在流程说明文件编制部分介绍了流程说明文件编制的具体实操过程，明确了流程说明文件的构成要素，从这些要素出发，叙述了流程说明文件的编制步骤，并给出了流程说明文件的样本供后续参考。

| 第五章 |
医院活动层构建

一、活动优化与医院活动优化概述

（一）活动概述

1. 活动的定义

对活动定义是对工作分解结构中规定的可交付成果或半成品产生所必须开展的具体活动进行定义，并形成文档的活动。活动的主要依据是项目目标、项目范围的界定和工作分解结构，另外还需要参考各种历史信息和数据，考虑项目的各种约束条件和假设前提条件（陆雄文，2013）。

活动是识别和记录为完成项目可交付成果而须采取的具体行动的过程，是构成流程或子流程的基本单位，是流程执行的事项/节点，如入院流程中的门诊/急诊就诊、办理入院证、预约登记、入院通知、办理入院手续、手术室调度等。

2. 活动优化的定义和作用

活动优化是指采取一定措施使活动变得优异；是指为了使活动更加优秀而"取其精华，去其糟粕"；是指为了使活动在某方面更优秀而放弃其他不太重要的方面；是指采用使活动变得更优秀的方法或者技术等。

组织在优化流程环节，组织的资源再配置会有突出的改变，组织管理活动也会呈现明显的差异。显然，企业活动优化必然会导致企业的相关流程产生较为明显的变化，对于企业发展而言，同样属于重大变革（唐赟，2021）。

活动优化的目的也可以称为活动优化，主要分为效率导向和成本导向。

（1）效率导向的活动优化。效率导向的活动优化的立足点和目标就是提高效率，提高对客户（包括内部客户）需求及反馈的响应能力。效率导向的活动优化有一个最重要的特征，即增加工作并行的数量并扩大授权的范围以及提高各活动节点的权限。其核心在于对企业里大量的串行性工作进行合理的调整，对可以改为并行的工作进行调整，通过减少串行性工作的范围和活动节点数量，实现工作办理时间的减少，进而提高效率。

（2）成本导向的活动优化，成本导向的活动优化与效率导向的活动优化有相似之处，但侧重点明显不同。前者侧重于通过减少不必要的作业环节或合并部分事项，实现活动中节点数量的减少，以此来降低成本；后者侧重于通过工作流的调整，将非承启性工作（某环节的工作可以不依赖上一道环节或程序的反馈与输入作为本环节开始的条件）改为/增加并行，以此来减少时间的占用，实现效率的提升。换言之，成本导向的活动优化最重要的特征是通过删减节点或合并节点来实现节点数量的控制，而效率导向的活动优化最重要的特征是并行较多，活动中各节点的权限相对较高。

（二）医院活动优化的研究意义

看病难是重要的民生问题，病人就医体验差，医生忙得没时间休息。我国的优质医疗资源主要集中在大型公立医院，拥有先进的医疗设备和高素质医疗人才，超过90%的民众都会选择到大型公立医院就医，由此导致公立医院的人流量剧增，这也是看病难的一个原因。对民众就医造成负面影响的有以下几个因素：挂号、候诊、检查、取药等必要环节耗费时间过长，医生诊察时间较短，导致民众就医的资金成本及时间成本都很高，特别是一些急病、重病的患者，可能会在等待过程中耽误最佳治疗时机。同时，需要考虑到我国社会结构逐渐趋于老龄化，表明患者的年龄组成会向老龄化发展，解决就医难问题更加紧迫，医院必须结合大龄患者的实际需求和可能出现的状况做好万全的准备。此外，近几年流行病毒带来的传染性疾病逐渐增多，病毒变异性有变强的趋势，加之前往医院就诊的患者免疫力、抵抗力较差，如果医院医疗服务不及时、不到位，可能出现传染病在医院范围传播，更加不利于对病人的救治（张洁，2021）。

优化医院医疗工作流程，可以进一步规范医院管理制度体系，提升就医体验。随着社会的发展，医疗服务已经不仅限于医疗技术的好坏，患者对就医体验抱有更高的期望，"就医难"也成为当前民生领域亟待解决的一大难题。如何为患者提供更为高效、舒适的医疗服务，是各医疗机构需要解决的问题。

我国典型的综合性三级甲等医院基于流程再造理论改善医院门诊就诊流程的做法一般有四类：①医院分时段预约就诊。②医院的一卡通。③开始重视运用信息技术改善医院服务流程，并均认为信息技术将在医疗服务中扮演重要角色。④利用互联网平台整合社区、医院、第三方物流和电子支付（杨昆仑，2022）。

但是现在的一些流程优化手段也存在一些弊端，如医院为了盈利过分简化流程，将多个流程叠加在一起，让一些原本简单的工作变得复杂起来，而且人员的分工也变得不够明确，这样反而会给病人带来不便。医院在"以病人为中心"进行医院流程优化的同时，更要注重对活动层的优化。活动是流程的节点，是流程运行的保证，更是流程优化的落实。

如果说流程层解决了流程中跨岗位协同作战能力问题，那么活动层解决的是流程每一个节点的单兵作战能力，保证流程中每一个节点的能力，能够确保流程执行到位，流程绩效水平达到目标要求。对于医院核心业务流程而言，医院流程管理不能停留在流程层，而应当精细化到活动层，活动层优化直接体现医院业务核心能力的水平。

二、医院活动优化：与精益管理的结合

（一）精益管理与医院精益管理相关理论及研究发展

1. 精益管理的定义及发展

精益管理源于精益生产的思想。精益思想源自日本丰田汽车公司生产体系的一套系统性科学管理模式，是沃麦克和琼斯总结的关于组织实现精益的原则和方法论。精益思想是从终端顾客的价值出发，以组织效率最优为目标，降低或消除生产过程中浪费的工具、持续的改善活动及过程，被认为是对传统方法中大规模生产和库存原则的根本颠覆，也是现代工业运作达到效率、质量、速度和成本的最佳方式（郭晞，2018）。随着时代的进步，精益思想从早先的工业生产方式逐步上升为战略层面的精益管理。

精益管理主要是在组织为客户提供满意的产品或者服务的同时，把不必要的消耗降到最低程度。它主要通过提高顾客满意度、降低生产成本、提高产品质量、加快活动速度和改善资本投入，实现股东价值最大化。精益管理要求组织的各项行为中都要运用"精益思想"。"精益思想"最重要的部分就是投入最少的资源，包括资金、人力、材料、设备、时间和空间，创造出最多的价值，为客户提供最好的产品和最及时的服务（范捷翔，2014）。

精益管理主要是通过改善生产中的组织结构、工艺布局及运营方式等，达到消除浪费、提升效益、满足客户需求的目的，它更是一种精细的管理方式（Drew et al., 2004）。

美国福特汽车公司以流水线形式大批量、少品种的生产方式对二战结束后的汽车生产行业产生了巨大的影响。当时认为，先进的管理思想与方法就是大批量生产方式，因为通过大量的专用设备、大批量专业化的生产可实现降低成本、提高生产率的目标（Womack et al., 2007）。与处于绝对优势的美国汽车工业相比，日本的汽车工业显得比较落后。以丰田汽车公司为例，创立之后十几年间的总产量都比不上福特公司一年的产量。因此，日本派遣大量人员到美国进行实地考察。丰田汽车公司在参观美国的几大汽车厂后发现，日本汽车企业在面临需求不足、技术落后等严重困难的同时，还缺少大量资金，因此他们认为福特公司的大批量、少品种的生产方式在日本是行不通的，而是应该结合日本的实际情况考虑其他可行的生产方式和生产策略（Chalice, 2007）。

因此，准时化生产——一套符合日本国情的汽车生产方式被丰田汽车公司的大野耐一等创造出来了（Diah et al., 2018）。后来，以大野耐一等为代表的精益生产的创始者开创了独特的多品种、小批量、高质量和低消耗的精益生产方式（姜涛，2017）。在1973年的石油危机中，市场环境发生了巨大的变化，很多企业面临经营危机，但是丰田汽车公司却在巨变的市场中取得了很好的业绩，因此众人开始从关注大批量生产方式转到丰田的精益生产方式，开始了对精益生产的研究。

鉴于此，1985 年，美国麻省理工学院的琼斯等筹资 500 万美元组成研究团队，耗时五年多，对 90 多家汽车厂进行对比分析后，将丰田汽车公司的生产方式定名为精益生产，并在 1992 年出版的《改变世界的机器》一书中对精益生产的管理思想的特点与内涵进行了详尽的阐述。之后，又出版了《精益思想》一书，作为介绍精益生产的续篇，精益生产中所包含的新的管理思想和理论在书中被进一步高度归纳，精益生产方式被制造业以外的其他领域广泛应用，特别是在第三产业中，至此精益生产方式已经被外延到各个层面的企业活动中，使管理者对企业流程进行重新思考和优化，从而达到消灭浪费、创造价值的精益管理的目的（范德成和胡钰，2013）。

精益的简单定义是以少做多，即用较少的资源做到更好，获得终极的可持续发展。20 世纪 90 年代，研究学习精益管理模式在我国的各类型制造企业中不断开展，通过员工培训，推行精益管理工具 6S 现场管理、可视化管理、标准作业程序（Standard Operation Procedure，SOP）及六西格玛质量管理等，达到不断提高生产效益、降低制造成本的目的，并实现资源的有效利用，达到企业价值最大化（沈子恒，2016）。自精益理论正式产生后，精益管理被广泛应用于各种制造业，甚至扩展到制造业以外的其他领域，各种企业都能在研究精益理论及实施精益生产中受益（周倩，2018；陈晨，2021；周频和张旭，2022）。

2. 精益管理在医院的研究与应用

近年来，围绕精益管理的研究与应用不断增多。精益管理也不再局限于制造业，各行各业都利用精益管理的理念进行优化改革。这里主要对精益管理在医院门诊和医院手术的研究与应用进行梳理。

（1）精益管理在医院门诊的研究。对于整个门诊流程的优化，杨虹霞和张友文（2015）对医院精益管理优化门诊流程前后的患者挂号、就诊、收费、取药、检查的等待时间进行了对比，发现精益管理在优化门诊流程中效果显著，可有效缩短患者就诊过程中的等待时间，提高患者的满意度。张君辉（2020）、柯志华等（2018）则是设置对照组进行比较分析，发现精益管理在提高患者满意度方面具有显著效果。方孝梅等（2012）运用精益思想，建立门诊精益管理体系，有效利用医疗资源，实现门诊人流、物流、信息流的同步并行，完善了门诊就医流程，降低了运营成本，门诊整体运作效率显著提高。

对于门诊的个别活动优化，杨骅等（2010）利用精益管理将医院门诊、检验科患者平均候检时间从35分钟缩短为20分钟，实现了精益管理的目标。在门诊退药方面，方孝梅等（2012）在分析了门诊退药的四种原因后，对门诊退药实行规范化精益管理，提出医院门诊退药的患者与医生双方共同控制的精益管理措施，发现退药管理应注意药品开出源头及审核退药环节，对医生进行全面考核与质量控制，可减少药品资源浪费，维护患者及医院双方利益，实现医院退药的精益管理。王明举等（2011）将精益管理应用于门诊输液流程，分析需要改善的方面并实施，在没有增加工作人员的情况下，患者输液时间平均缩短了40分钟。

（2）精益管理在医院手术的研究。张健（2013）通过优化医生查房时间、手术物品准备时间、接患者时间、手术麻醉时间等各流程，保证首台手术准时开台。张叶贤和宋金妹（2019）将精益管理应用于日间手术病房管理中，选取对照组和观察组，对应实施常规管理和精益管理，比较两组患者临床数据，得出精益管理能够提高手术室准时开台率，手术医师认可度更高，能够提高患者满意度。邱小丹等（2022）同样采取对照组观察，得出采用精益管理可优化日间手术流程，减少不良事件的发生，提高医疗服务满意度。对接台手术精益化管理，需要多环节相互配合，包括术后患者复苏、患者接送、麻醉准备、终末消毒等（宣炜嘉，2020）。殷杰等（2019）通过问卷调查及选取60名手术患者实施全流程追踪，运用精益生产的管理工具系统分析手术业务流程现状，查找瓶颈问题及"浪费"环节并分析存在的原因，在手术业务流程中存在影响手术效率的"浪费"环节及"非增值"时间制约了手术的高效运行，应制定系统化的改进方案、借鉴精益生产的管理工具实施流程优化，提高手术运行效率。徐海英等（2019）成立多部门协作的手术室效率管理小组，实施精益管理，包括改进硬件设施、优化工作职责及流程、确保首台手术准时开始、充分利用信息化手段、优化奖惩机制、建立"3个1"响应机制，通过多部门协作实施精益化管理可加快手术运转，提高手术室整体效率、手术医生和患者满意度。

综上所述，国内外越来越多的医院引入精益管理，解决运营过程中面临的问题，医院管理必须由原来的粗放型转向精益化已在行业内达成共识。医院基于信息建设的大量投入，流程优化变得更顺利，并在短时间内取得明显的成效。一方面，医疗行业已逐渐看到自身存在的不足，运行模式由以医务人员为中心转向以患者需求为导向。另一方面，信息技术的投入如果没有医院精益文化建设的长期支撑，员工没有真正理解精益的精髓，精益模式将无法形成长效（张茜，2020），所以医院更需要通过精益管理来进行活动层上的优化，提高运作效率，减少浪费。

3. 精益管理目标与原则

精益管理可以用三大目标和五项原则来简要概括。三大目标包括持续降低组织运行成本、缩短产品或服务的交付周期、提升产品或服务的质量。范捷翔（2014）提出的五项原则包括：

（1）价值。从客户的角度定义价值，努力提供满足顾客需求的产品或服务，精准识别价值是对一个项目重新思考和定义的过程，关注流程、识别价值是提高总体效益的基础。

（2）识别价值流。关注组织生产过程中的流程，识别出其增值部分与非增值部分，在保留价值的同时，发现并消除其中浪费的环节。

（3）流动。以价值流识别出价值和浪费的环节步骤为基础，建立流动的无间断流程，从而达到在生产过程中快速流转衔接的目的。

（4）需求拉动。根据客户需求拉动生产，详细计算需求和产出，防止生产过剩造成的浪费，尽可能通过降低库存来降低成本。

（5）保持完美。注重整个流程全程的高质量与标准化，使整个组织生产进入一个良性循环的阶段，通过不断地控制与改善，达到"尽善尽美"的理想状态。

（二）精益管理工具

在精益管理中可采用的方法有许多，但是使用各种方法时应遵循四大原则：第一，结合项目实际情况，选择适合的方法。第二，各种方法适合的领域不同，应区别对待并相互结合。第三，每个项目不一定应用很多方法，合适即可。第四，针对不同的方法，有些方法侧重于发现问题，有些侧重于持续改进（潘琳，2020）。对于医院来说，在探索适合可行的精益管理发展的道路以及使用精益管理方法时应该进行选择，使用适合自身情况的方法。

1. 6S 管理

目前，6S 现场管理泛指在企业生产现场中对与生产相关的人、机、料、法等相关生产要素进行综合管理的一种企业现场优化管理方式，所提出的企业管理目标简单、明确，就是通过 6S 管理方式为全体员工和企业创造出干净、整洁、舒适的工作环境，科学合理地利用环境，并且通过 6S 的设计与实施，最终改善员工的工作环境，从根本上为全体企业和员工创造一个高职业素质的优秀群体。6S 现场管理的主要研究对象之一就是现场工作环境，它对现场工作环境整体的影响进行了综合的考虑与分析，并且与员工共同制订适合的现场工作计划与管理措施，从而达到规范企业管理的最终目的。

所谓 6S 管理，就管理来说是 5S 在原有的管理（包括整理、整顿、清扫、清洁、素养）的基础上再增加一个关键要素——安全。①整理。要求科室对工作场所内的物品进行区分，依据其是否有存在必要，判断是否需要清除，清除不必要物品。②整顿。在办公区域留置的物品需要进行优化，高频使用的物品需要对其进行特殊标识，而且需要同类放置，方便在使用过程中能够立刻找到。③清扫。清除现场内的脏污、清除作业区域的物料垃圾。④清洁。工作人员要定期检查工作环境的卫生以及污染状态，及时报告、清洁或者消毒，医护技工作人员的工作可能会涉及部分仪器的清理，该类仪器与场所需要定时、全方位清扫、杜绝污垢、污染、及时隔离。⑤素养。持续性执行 6S 精益管理的各项细则，要求每位员工自律、坚持培养良好习惯，营造团队精神。⑥安全。积极组织全体工作人员进行安全教育，使每位工作人员时刻注意临床安全，定期检查院内的各项安全设施以及消防设施，建立良好的医疗环境（陈佳骏，2022）。以精益管理理念为主要基础的企业 6S 精益现场管理系统能够为精益企业管理营造"人人积极参与，事事遵守标准"的企业现场管理良好氛围，而对于 6S 企业精益管理来说，就刚好缺乏这样的良好氛围，通过 6S 管理的贯彻落实深入开展，才有利于调动员工的工作积极性，对后续的贯彻落实形成强大的推动力。

6S 的管理实践活动有七大基本原则：①领导的作用。对企业和组织做任何的管理实践活动的有效开展与深入均离不开企业和领导的高度重视与积极推进。②全员调动参与。6S 的管理活动是要增强和提升一个企业的基础能力和管理水平的一项企业管理实践活动，必须依靠全员的调动以及全员的参与。③过程管理。6S 管理是一个动态的改进与持续提升的企业管理实践活动。④顾客的满意。企业和组织的服务依存于顾客，企业和组织应当充分理解顾客当前和未来的需求，并努力争取能够超越和理解顾客的需求和期望值。⑤基于理论和事实的数据进行决策。有效的理论和决策完全建立在系统收集数据和分析信息的理论基础上。⑥持续改进。持续改进才能有效地推进公司精益管理的深入贯彻执行，坚持精益管理持续改进应该是长期的发展目标，6S 管理实践活动特别强调持续的改进与有效的提升。⑦系统过程思考。所有管理的科学性都在于不只是使用单一的方法，其主要核心都是相互关联的，通过相互之间过程管理和共同控制，有助于企业进一步提高实现目标的时效性和整体工作效率（潘琳，2020）。

6S 管理是现场管理的核心和基础，企业 6S 管理水平代表着一个企业管理者的思想和对现场业务管理认识的水平，这又直接决定了现场业务管理水平。现场业务管理水平制约着企业的 ISO 管理体系、TPM 活动体系能否顺利有效地开展和推行。通过 6S 管理，从 6S 现场管理的角度着手改变企业的体制，能够对企业起到事半功倍的作用，可以从根本上强化和提升管理者的思想意识，提高现场管理效率，辅助企业精益管理的贯彻落实。

2. 精益六西格玛

六西格玛概念是通过不断努力，减少生产过程中发生的变异，最大限度地减少缺陷，从而使产品的制程在控制范围内（Siregar and Elvira，2020）。六西格玛的核心是控制生产过程变异，减少缺陷，致力于追求零缺陷。同时，控制产品责任风险，减少生产成本，提高生产率和促进提升市场份额，达到顾客满意度和忠诚度提升的目的。六西格玛管理侧重改进生产过程，提高产品质量。六西格玛系统是经无数的实践，通过全面质量管理（TQM）的再升级，再与其他优秀生产方法相结合而成，已成为许多企业追求卓越管理最为重要的一种战略工具（朱棣，2022）。

精益六西格玛管理不是简单的企业精益生产和六西格玛的简单相互叠加，而是两者的互相补充、有机结合，精益六西格玛管理才能更好地有效实施。

（1）基于精益的六西格玛管理局部流程设计和优化的方法和理论研究的对象，经常都仅仅是整个系统或者局部的，缺乏对系统局部和整体的生产管理流程进行优化和生产管理的能力，所以它往往需要将通过长期研究和实践才能解决的局部生产和管理问题与整个生产系统紧密地联系在一起，然后有针对性地优化自己的生产管理流程。这种基于精益的六西格玛管理流程优化理论的主要优点之一就是对系统和局部生产流程的设计进行优化和生产管理，它甚至完全可以为基于六西格玛的精益项目生产管理流程的设计和优化提供管理框架。在基于精益的生产六西格玛系统中经常会出现一些不能完全地提高其生产管理价值的局部生产过程或管理活动，无论基于精益项目生产的员工如何努力，他们都痛苦地生活在一个无法完全提高或超越基于精益的生产六西格玛系统中对局部生产流程的重新设计和生产管理能力的控制范围。流程重新设计的一个最终目标就是尽量完全地消除此类活动或生产管理的过程，精益的生产对此几乎没有一套完整且行之有效的对流程重新设计的方法和管理工具。

（2）规范性精益生产管理是一种依靠企业管理专家等人员以及专业生产技术管理人才的特有的专业知识，采用分析和直接解决复杂生产问题的管理工具和技术方法，因此对于相对简单的生产管理问题，其分析和直接解决复杂问题的工作效率更高、速度更快。但它同时也意味着缺乏生产管理专业知识的规范性，对于相对复杂的企业进行生产技术管理的问题，它本身就缺乏工作效率，无法很好地保证其流程始终处于一种有效的统计管理和受控的管理状态。然而精益的生产管理与六西格玛的生产管理相结合就很好地整合和集成了各种管理工具，采用具有一定量的管理工具和技术方法直接进行分析、解决复杂生产管理问题，解决复杂问题有一套规范的生产管理流程，为解决复杂生产管理问题提供了一种可操作性很强的解决问题的管理方法和工具。

（3）以满足客户的需求为市场导向，从服务客户的战略角度出发，精准找到客户的目标，以最少的成本投入使客户获得最大的产出。同时，对其中的各部门和利益相关者的重要性进行了综合的考量，与改进的过程中涉及可能发生的或受到重大影响的各职能部门及各工作岗位通力合作，确保精益管理改进的顺利进行（潘琳，2020）。

3. 目视化管理

目视化管理就是企业可视化的管理，是一种行之有效的企业管理手段，主要目的是通过形象直观、色彩适宜等各种各样的企业视觉性可以感知的信息，有效地为现场生产的企业和活动人员提供相应的企业操作管理规范或提示信息，从而达到有效提高企业劳动生产率的一种科学管理手段，也是一种有效地利用企业视觉性感知对企业进行目视化管理的科学手段和方法。

目视化管理能清晰地表现信息，消除管理层和作业人员的距离。任何时候信息都不会被隐藏，整个组织在同一个目标上团结一致，这就形成了员工之间的团结和团队精神。许多精益管理技术都依赖于目视化管理，包括地面标记带、大型视觉展示板、业绩展示板、标志板等。目视化管理还是许多著名的精益技术的关键支撑力量，如5S、现场巡查和看板。目视化管理应使用不同的颜色和标签，对作业场所的每个物品进行标记，如对仪表、油位和润滑油位加贴标签和进行标记，有助于员工发现异常情况，从而促成预防性维护，减少生产停车时间。目视化管理不仅是让数据和指标在墙上可见，它更是对数据进行实时可视化显示，让团队能立即采取行动去解决问题。因此，它也会促使人们对数据进行持续监控。安全目视化有助于让人意识到作业环境中潜在的危害，确定危害的地点和安全辅助工具的位置，如急救站、个体防护装备、安全淋浴、洗眼站。目视化管理的背后也有证据的支撑。例如，80%的人会记得自己看到的或做过的事情，而不是读过的或听到的事情；世界上有65%的人是视觉学习者，40%的人神经纤维与视网膜相连，人类能够在不到1/10秒的时间内对一个视觉场景有大致了解，普通人的眼睛每小时可以记录多达3.6万个视觉信息；情绪和视觉信息都在人脑的同一部位处理；人脑处理视觉信息的速度是处理音频和书面信息的6万倍（朗达·科沃拉等，2022）。

不管我们自己是新进的项目管理员工，还是新的项目操作手，都可以与其他项目管理员工一样，一看就知道问题的根源。它被认为是在企业管理上，一个具有独特指导作用的优秀的解决办法。因为，通过对颜色的标准化、规范化，可统一快速识别颜色所指代的工作角色及相应职责，有助于员工快速理解工作要求，提升工作效率。对员工的各种合理化意见建议的归纳和展示、优秀的事迹和先进的表彰、公开发表和讨论的专栏、组织关怀和温情的专栏、企业宗旨和发展方向、远景规划等各种健康积极向上的内容，能够促使所有的员工形成一种非常强烈的企业凝聚力和坚定的向心力，这些都可以认为是企业建立一个优秀的企业形象和文化的一种良好开端（潘琳，2020）。

（三）精益管理在医院流程管理中的应用

1. 精益管理对医院流程管理的必要性

（1）精益管理对患者需求的必要性。近年来，医患关系日趋紧张，医患矛盾日趋激化。说到"看病难、看病贵"，每个患者都有许多话要说，"回扣""红包"等医生的不当得利行为在群众中造成了非常不好的影响。医患关系紧张的关键原因在于医疗资源匮乏且配置失衡。现有的医疗模式已经无法满足日益增长的患者需求，患者需要更加透明、高效、优质、价廉的医疗服务。

（2）精益管理对市场竞争的必要性。无论是发达国家，还是发展中国家，以公立医院为主导的医疗服务体系是一个必然的趋势。但是科学技术发展使医疗服务的成本不断提升，人们的期望也非常高，相反医疗资源是非常有限的，公立医院如何在保持其应有的公益性的同时提供有效的医疗服务，用有限的资源满足国民日益增长的需求，这是作为非营利性的公立医院面临的最严肃、最困难的问题。

（3）精益管理对现代化医院内部建设的必要性。因为国家医疗改革的政策、病人需求的增加、信息手段的应用、高端医疗设备的引进和投入使用、人力成本的不断攀升，迫切需要对原有流程进行整合、改善、再造，这对医院规范化管理、正常经营，以及可持续发展非常有意义。

精益化的管理模式对医院提高经营能力，提高卓越服务水平，改善并建立良好的医患关系，缓解"看病难、看病贵"问题具有很强的针对性和现实意义。尤其是在病人对医院满意度低的情况下，更应该对医院所有流程进行审视、补充、删减、整合、完善或改革，才能够将医院管理模式改革的目光投向患者，围绕患者进行展开和设计。

在医疗行业中，每个服务流程都是由一系列活动或者步骤组成的，必须按照一定的顺序、在正确的时间内完成这些活动步骤才能够为病人创造价值。与其他行业相比，医生、医院通常注重服务中的临床环节，然而对医院行政管理部门的挑战是如何整体有效地为病人提供服务的全部流程。

（4）精益管理对医院可持续发展的必要性。能够维持医院顺利运行的关系包括医患关系、医际关系、护际关系、医护关系、患际关系等在内的社会关系体系。要通过当前发展举措的内部和谐而达到现实与未来的关系和谐，即实现医院的可持续发展，就必须从有多个矛盾存在的社会关系体系中，找出起主导和决定作用的主要矛盾。

实践证明，医院要保持发展速度，建立一套健康的、完善的、有生命力的运行制度，是使组织长久不衰的办法。制定好管理机制后，同时要留有可调整的空间和余地，即使人员经常更换，只要制度和操作流程是规范的、高效的，医院就可以在符合社会大趋势下健康地运转。现代医院精益化管理对长久发展有重要意义，对推进医院可持续发展具有主导作用，必须始终抓紧、抓实、抓好决定环节。

2. 精益管理对医院流程管理的适用性

标准化是精益管理的重要手段，任何一项改善建议在实施取得良好效果后，都应进行标准化，作为衡量绩效的基准和依据，也是下一步进行改善、追求更加精益目标的基础。当一项工作推进到稳定实施阶段后进入标准化阶段，应将目前最好的实施方法作为标准，让所有从事此项工作的人都执行这个标准并继续完善，整个过程称为"标准化"。医院流程管理实施标准化，将每个科室、每名职工、每个流程活动都纳入标准化，保障服务质量，提升服务效率，提高患者满意度。

精益管理逐步应用于医院流程管理，其适用性主要表现如下：

首先，医疗服务事关人民的生命健康，以患者为中心是公立医院的核心战略。公立医院作为治病防病、保障人民健康的公益性导向事业单位，其服务质量提升和以患者为中心是医院进行高质量发展的主旋律。这里的患者即医院的顾客。精益管理思想极为关注顾客需求，并以提高顾客满意度为目标。

其次，患者就医效率和医疗服务质量有待提升。受传统模式和思维理念等因素的影响，患者就医依旧会遇到很长的等候时间、往返时间，医生看病时间短，服务态度等问题，这也是当前群众反映的热点问题。为了控制和改善医疗服务流程质量，提升医疗服务质量，可以应用精益生产思想进行全面质量管理。在全面质量管理的原则下，将每名职工、每个流程活动都纳入标准化、规范化，从而实现提升服务质量的目标。

最后，在新宏观背景下，医院需提升自身经济效益。在保障社会价值的基础上创造更多的经济效益。医药规定导致医院的收入出现缺口，医保支付方式转变倒推医院进行成本控制，医院要实现可持续发展，势必要实现效益增长。精益思想确定产业价值链中所有的步骤，以便找出不增值的浪费。效益是指一切管理都应该首先服从经济的规律，用最小的投入实现最多的产出，以最小的耗材获得最大的效益。如何进行有效的管理，以最少的资源和时间获得患者最高的满意度，是医院管理考虑的最重要方面。

3. 精益管理可改善医院流程管理

对于病人来说，门诊、住院、手术、护理等是最能直接感受到一次医疗服务是否令人满意的部分。病人进入医院后，就面临医护人员为其提供的专业医疗服务，如门诊的问诊、药事建议、住院手术、住院观察、护理等。同时，他还将接触到除医疗服务以外的一般性服务，包括收费、住宿、餐饮、问询等，以及他无法直接接触却必不可少的保洁、安保、灭菌、消毒等环节。每个环节都与患者是否对本次诊疗活动满意，甚至生命是否安全息息相关。因此，公立医院想要真正成为一家现代化的高效的组织，必须将精益化的理论精髓应用到医院日常运行的方方面面。

（1）门诊流程。门诊就诊通常为一名患者接触医院流程的开始。我国目前大多综合医院沿用固定的门诊流程，流程复杂、烦琐，患者看一次病往往要在医院耗上一整天。部分医院的就诊流程虽有优化却不彻底，不能从根本上解决看病难的问题。随着门诊量的日益增长，现有门诊流程已无法解决门诊多次排队、等候时间长的问题，越来越多的矛盾显现出来，无法提高患者满意度。用精益管理的思想找出门诊就诊流程中不必要的等待时间和重复的过程，可以有效地加快门诊流转速度，降低能耗和人力成本，在提高门诊收益的同时，也能大幅提高患者满意度。

（2）住院流程。由于公立医院的床位资源有限，术前平均住院日和平均住院日越大，患者人均每次住院的医疗总费用越高。病人术前平均住院日通常可以反映医院的医疗护理质量和管理水平，也是衡量医院外科工作效率的重要参数。缩短平均住院日成为各家医院努力的重要目标之一。缩短术前住院等待时间，可以减轻患者的经济负担，也能加快科室的床位周转率，增加平均床位的经济收入。

（3）后勤服务。医院后勤服务的理念是以临床一线的医、护、患为中心，目标是为临床一线提供安全、有效、及时、经济的后勤服务。传统医院的后勤管理模式基本属于领导班子对后勤的定位不清、后勤管理者与员工对自己工作岗位的价值不认同，留给别人的印象是做事没有规矩、散漫、文化水平低、素质差等。但后勤服务的任务和工作范围与医院的战略定位、业务范围和规模有密切的关系。医疗服务辐射范围越广、学科设置越多、诊治疾病越疑难复杂，后勤任务也就越复杂，从业人员越多、管理难度越大。传统的后勤服务模式已经不能满足现代大型医院对后勤保障的要求，需要后勤服务模式进行变革、调整，改变原有的服务方式，将复杂问题简单处理，让医护人员回归医疗工作，各司其职，保证医院各项工作持续高效地开展。

（4）院内感染控制。院内感染的发生不但危及患者的生命安全，同时也会增加医院的成本。有效地消毒灭菌是控制医院感染的重要措施之一，也是保障患者生命安全的必需环节。采用六西格玛管理方法，加强医院消毒管理，追溯消毒灭菌的各个环节，对每个环节的记录进行有效的监测，同时可以消灭医院感染发生的危险因素，也能在很大程度上降低医院在解决感染方面投入的无意义成本。

（四）精益管理在医院流程优化中的应用案例

1. 项目背景与分析

H医院是一所二级甲等综合性医院，在H医院现场查看过程中经常可以看到候诊候检场地混乱、就诊指引标识不清、工作人员管理松散、取结果流程不一等现象，均说明在H医院门诊流程运行中存在较多浪费现象。

结合精益管理进行医院流程活动优化，有利于医院降低成本、提升效率、提升患者满意度。首先，从思想本质来看，以患者需求为中心，强调在流程实施过程中体现"以人为本"的理念。精益管理的核心就是以患者价值为出发点，通过减少就医过程中的浪费，进而实现医疗过程的价值最大化。活动优化同样以患者需求为导向，通过调整和设置合理的服务流程，从而实现满足患者需求的最终目的。其次，从管理目标来看，注重流程实施过程中的整体优化，强调优化过程的系统性与完整性。精益理念主张调动员工积极性，打破组织壁垒，跨部门参与流程优化，从而使整个价值链得到增值，优化效果得到提高。活动优化则将医院内所有活动视为流程中的环节，通过将所有工作纳入流程管理，来确保整个医院服务流程得到系统性改善。

因此，H医院结合精益管理在门诊层进行活动优化，目的是完善基层医院门诊服务流程、优化资源配置提出合理化建议，为基层医院管理体系建立长效优化机制提供理论和实际参考依据。

2. 方案制定与实施

精益管理思想定义指出，消除浪费是精益生产管理中至关重要的理念，只有消除浪费、创造价值，企业才能保持良性态势。因此，在方案制定阶段，H医院着重于将"减少浪费"的精益理念贯穿于整个实施方案，将浪费分为搬运浪费、管理浪费、等待浪费和不良修正浪费，通过场地、人员、制度和信息四个方面的重新规划，运用精益工具中的6S管理和目视化管理等方法，使其做到定位精准，对症下药（王洁婷，2018）。

（1）基于减少搬运浪费原则实行的一体化场地调整规划。精益管理理念认为，在生产过程中，不可能所有的工序都在同一地点、同一时间内完成，其间的搬运是不可避免的。但是对于客户本身而言，搬运过程是无价值的，即为非增值花费，所以H医院应努力减少搬运带来的浪费。由于H医院建成时间较早，原有规划无法满足当前的就诊需要，门诊布局存在一定浪费，是导致门诊服务流程非增值时间过长的重要原因，所以对流程的优化改善，首先要从对场地进行调整开始。H医院从各学科长远规划发展的角度出发，以《综合医院建设标准》（建标110—2008）为指导，重点落实患者就诊流程的便捷通畅，在最小损耗的前提下，对门诊布局进行调整，做到明确科室功能分区，科学组织人流物流，避免或减少交叉重复，主要包括以下四个方面。

首先，学科功能一致的场地调整。场地调整以保持各学科诊疗检查一致性为前提，最大限度地确保人流线的运行流畅，从而形成学科关联性的一体化管理。例如，总院门诊三楼乳腺外科患者日均就诊量约600人次，95%的患者需要进行B超检查，故将超声科从原住院大楼三楼调整至门诊楼三楼与住院楼通道处，使患者离开乳腺外科诊室即可看到超声科标识，减少往返寻路时间，同时超声科另一侧又连接了住院楼，能确保病房患者的预约检查不用进入门诊区域，避免来往冲突形成拥堵。中医门诊部则将日均就诊量最大的中医伤科所在楼层设置为整体复合功能区域，包括诊室、专家诊室、换药室、理疗室和放射科。将同楼层检验室面积缩小，扩展患者等候区域，将同楼层B超室搬迁至就诊患者相对较少的三楼，增加理疗室面积，缓解病人等候理疗时间过长的现状。需要进行超声检查较多的是中医妇科和中医内科都在三楼或者四楼，超声科调整位置则可以减少以上科室患者的往返时间。

其次，诊室内部空间的合理规划。H医院根据各科室自身发展定位及业务量分布，结合《综合医院建设标准》（建标110—2008）参数要求，对部分科室进行内部诊室的重新分隔与分配，以节省场地用于专科门诊的使用及业务发展备用房的留存。例如，中医门诊部原针灸推拿科诊室内部空间过大，容易引起患者停留，现将原后侧办公区域科室部分划至注射室以扩展注射场地及建立专用急救室，加强院内突发医疗事件的安全保障；专家特需门诊区域按设计规范进行重新分隔，分隔后多余诊室一部分用于安排新的专科诊室以及储备药物、辅料的保障用房，另一部分则设为备用房留存。

再次，对外服务窗口的按需设置。对缴费窗口进行调整，取消总院门诊低效运作的原七楼干保收费窗口，费用结算工作分流至四楼收费窗口，同时在中医门诊部增设三楼收费窗口，缓解大厅和二楼收费负荷过重的现状。对发药窗口进行调整，目前中医门诊部仅有一个西药发药窗口，高峰时段等待发药时间超过10分钟，故将药品阴凉库分隔后与楼下西药房打通，形成楼上配药楼下发药的格局，增设一个发药窗口缓解高峰时段取药负荷过重的现状。

最后，就诊流程标识的系统设计。针对老年患者和初诊患者较多的情况，将原有简陋不清的标识进行统一设计并按照不同人群的就诊需求进行更新。在空间角度方面，充分利用天花板、墙面、地面空间，进行三维张贴的方式，确保患者及时查看；在流程规范方面，在服务窗口等处的温馨提示或通知通告均色彩鲜明，文字简洁，字体清晰，便于患者阅读理解；在细节服务方面，在岔道、转弯、楼梯间等处均增设字体大而醒目的指示标志，张贴高度适宜，避免患者迷路折返。同时对自助服务机的操作过程也进行图文标识说明，不但方便患者查阅使用，而且也减少了导医人员解释操作的时间，避免了浪费。

（2）基于减少管理浪费原则实行的人员组织规划。

首先，提升导诊人员工作能力。管理浪费极易造成无序现象，主要原因仍是职责不清以及业务能力低下。资深专职工作人员可在整个巡回流程中，及时做出帮助和指导并可对外进行补料。针对候诊区域导诊人员能力不足的现状，护理部派出工作经验丰富的护士长与门诊办公室共同制定新的导诊流程及高峰时段分流预案，并对导诊护士进行再培训以提高工作能力，同时他们也与门诊办公室共同参与分诊导诊工作，为患者提供专业服务，及时发现问题并上报门诊办公室进行流程再调整。资深专职工作人员的使用使导诊护士整体工作水平得到有效提升，不但减少了盲目导医造成的浪费，同时也促进了病人的合理分流。

其次，加强出诊排班组织规范。临床医疗科室管理松散、有章不循同样会造成无序现象。针对医师出诊随意性大，出诊排班出现断层的现状，医务科加强了科主任责任制的目标考核，落实门诊病房一体化管理，将科室出诊情况纳入科主任考核内容。由科主任定期按照当前门诊住院医师的人员情况，进行统一组织排班，确保每位医师均能在门诊和病房进行轮值，同时严格执行门诊医师的紧急替换制度和门诊工作规范，做到定时、定岗、定员，减少人员和医疗资源的浪费。以上考核由医务科负责审核把关。

再次，提高后勤保障工作效率。后勤业务外包虽然使医院减少了人员经费开支，但同时也引发了新的管理问题，因业务流程不畅造成无序现象。针对勤务员工作固化的情况，总务科与人力资源部完成了后勤服务外包公司的转换，针对医院特殊工作环境和工作方式进行岗前培训；加强联系与监管，重新制定每月的考核细则，从工作态度、工作时间、技术水平、投诉意见等多方面对勤务员进行考核；建立与外包公司的微信群，将考核结果反馈至外包公司，对勤务员劳务报酬进行支付审核。设备科安排专职人员轮流驻派在中医门诊部，及时联系总院安排医疗设备的修缮维检工作，有效减少安全隐患的发生。

最后，改变医患沟通模式。医院绩效不仅包括财政收入，还涵盖了资源的使用率、专业的适用度、对患者的服务效率和社会影响力等诸多方面。这说明医院基于其本身公益性的特点，不仅对经济效益进行考核，也要对社会效益进行考核，而社会效益最直观的考核方法就是能否满足患者的需求。

目前医患矛盾日趋紧张，伤医事件时有发生，H医院在谴责伤医者的同时也在不断自省，应提供怎样的医疗服务才能满足不断增长的就医需求。H医院认为，随着社会分工的细化，要满足不同患者的需求，不仅需要医护人员具备专业技术能力，还需要良好的沟通交流能力，与患者及家属就诊疗的相关问题进行沟通交流，帮助解决切实的困难，缓解就诊焦虑情绪，共同努力使患者得到治疗进而恢复健康。

为此，医院以自愿参加为原则，在各部门招募人员组建成立了"H医院志愿者团队"，在门诊、病房等区域进行志愿者服务活动。例如，中药房志愿者利用轮休时间为患者提供拆分小包装药材服务；各支部党员志愿者在门诊高峰时段参加候诊区患者分流引导服务；门诊办公室志愿者利用午休时间参加预约诊疗服务；中医伤科志愿者参加患者批量检查的医疗咨询服务等，通过调整医患沟通方式，增强患者的信任感和依赖度，提升患者就诊满意度。此外，为更好地分配这项志愿者服务资源，医院办公室和门诊办公室派出两名管理人员参加上海市医务社工的上岗培训，运用专业技术来统筹安排公益活动，收集社会资源，从而使医院的服务功能和服务层面得到进一步的提高。

（3）基于减少等待浪费原则实行的制度改进规划。

首先，完善预约服务功能。预约诊疗服务作为医院精益管理的重要部分，其意义不仅是防止号贩牟取暴利，也有利于患者合理运用优质医疗资源，形成良好便捷的就医习惯，还有利于医院提高流程效率和医疗质量，减少医疗纠纷的发生。等待浪费在门诊各项服务流程中几乎无处不在，尤其以预约流程中的浪费为严重。精益管理认为等待是引起非增值时间的主要原因，等待的累计时间越长，产品的生产周期就越长，成本压力相应增加，必须予以消除。H医院运用平衡产能的方法来消除预约服务流程中的等待浪费。

实行统一号源池：信息科落实服务商对现有挂号系统及预约系统进行改造升级，形成对全院号源的统一管理，包括序号生成、号表安排、限号加号、改号退号、退号返回以及多途径预约平台上号源的分派、开放与更新。通过每一个号源的信息化统一管理，使预约流程中每项工作任务所花费时间相同，从而消除浪费。

多途径分时预约：包括现场预约、电话预约、网络预约、App预约和微信公众号预约五种方式，满足不同年龄层次患者的需求。信息系统利用"日期+流水号"的方式自动生成预约号，根据后台数据统计分析测算后，对每位专家时段内预约号数以及加号次数进行设置。通过预约信息的个体化计算和设置，使预约平台和预约时段内号数处于动态平衡，从而消除浪费。

增加诊间预约模块：合理的预约诊疗不但能帮助患者达到完成一次诊疗服务的目的，更能有效解决连续就诊的问题。H医院在预约工作站中增加诊间预约模块，患者在本次诊疗结束后，可在工作站对同一位医生就下一次诊疗时间进行再次预约。这样一方面使患者能够选择相对固定的医师就诊，通过连续治疗提高疾病的治愈好转率，另一方面能在一定程度上释放医院就诊高峰时段的就诊压力。通过诊间模块的使用，使医疗资源的使用率趋于稳定，从而消除浪费。

其次，加强预约管理与宣传。在现场 H 医院数次遇到这样的情况：专家外出参加学术会议需要调整门诊时间，或因临时急诊手术或病房急会诊等突发情况需要停诊换诊，但患者远道而来，事先并不知道当日该专家停诊，最后不能如愿就诊，遗憾而归。此类因上游来料停滞而造成下游制程等待甚至停止的过程，被精益视为最大的浪费。这提示 H 医院需要进一步加强预约管理制度建设，全面考量每个环节。

第一，加强门诊预约管理的宣传力度，制定有效提高对外对内的预约告知率的细节措施。例如，在候诊区醒目位置张贴预约细则；提高新媒体使用率，除了定期在大厅公示栏发布预约宣传信息外，运用预约网站、App、微信平台等新型信息渠道进行预约宣传。

第二，就诊需求量大的科室印制和发放就医指南，其中包括医生的基本信息、出诊信息和预约方式等，由门诊导诊护士发放给候诊患者，引导患者及时完成诊间预约工作，同时在预约平台上做好预约信息的定期更新维护。

第三，提高预约诊疗的服务质量，将其纳入满意度测评项目甚至纳入医院门诊管理质量控制标准。鼓励患者加入满意度测评，按季度针对预约满意度问卷中发现的问题及时分析和整改，积极采纳患者的合理化建议，为预约服务流程的持续优化提供事实依据。

第四，完善预约服务细节管理。运用微信等新媒体工具提示已预约的患者及时核对预约信息，按时来院就医；遇到专家发生特殊情况需要临时停诊或换诊时，要及时公示并联系预约患者，在尊重患者选择的前提下，采取取消预约、变更预约、换诊等相应的处理方法。

再次，完成检查项目流水作业标准化管理。候检查、候结果花费的时间也是非增值时间的主要组成部分，内部流程的不合理使其存在较大改进空间，如放射科检查无论高峰闲时都会告知病人 1 小时后取结果，而 B 超对于门诊检查则未采取预约服务等均造成患者等候浪费现象。H 医院将这些现场观察归纳的问题及相关数据反馈至各医技科室，与科内成员共同探讨解决方案，最终形成放射科 DR 0.5 小时取结果的标准化流水作业；超声科则对照统计数据核定业务缺口量，制定并落实门诊预约检查流程，并设机动检查室一间，用于在高峰时段分流需要紧急检查的患者群。

最后，调整退费改处方流程。目前退费流程为医生签字确认退费→门诊办公室审核盖章→药房窗口找到处方进行电脑消单→收费窗口核价退费。由于流程复杂，花费等待时间较长，患者接受度很低，甚至引发纠纷，精益将此解释为"切换生产线形成的等待浪费"，换线时间越长，等待时间越长。H医院采取减少生产线的方法来解决此项问题，即门诊办公室审核盖章后通知药房先进行电脑消单，事后在规定期限内将处方补发给收费处，这样患者可直接前往收费窗口实行退费，消除部分"等待浪费"。

(4) 基于减少不良修正浪费原则实行的信息建设规划。

首先，医生工作站功能的开发设计问题是形成不良修正浪费的源头，不仅包括产品设计，还包括其加工路线、检验手段、品质控制点，甚至包括来料选择、存储及运输方式等设计内容。与生产过程中的执行力及稳定性相比，上面这些源头问题影响着绝大多数产品的品质。当前门诊医生工作站的功能模块缺失就是一个很好的例子，由于医生工作站与收费、药房信息系统不是同一家供应商提供，造成两者之间信息无法联动，医生在出具处方时无法及时查阅药品库存余额或检查项目的收费变动，也无法及时了解药品目录和说明书更新情况。这一现状不但会增加退费改处方患者人次，浪费等待时间，而且也无法体现信息化在提高医疗效率和形成质量闭环监管过程中应有的价值。

因此，信息科以年中项目招标的方式，与几家供应商达成协议，放开权限共同完成医生工作站一站式服务的模块功能开发：一是处方管理模块的开发，工作站与门诊药房系统对接，增加缺药提示、用药总量限制、特殊药品处方提醒、处方权限管理等功能，保障用药合理安全。二是收费管理模块的开发，工作站与门诊收费系统对接，增加实时价格显示、医保用药监管、超费用监控限制等功能，确保收费清晰透明。三是检查回报模块的开发，工作站与LIS系统对接能及时查阅患者检查结果，缩短患者二次就诊等候时间和取结果往返时间。四是设计个人医嘱库模块，医生可在工作站中自定义常用药及检查，支持根据诊断名称调出常用处方模板，并可根据病情需要加以修改，提高出具处方的速度和便捷性，减少差错的产生。

其次，辅助信息系统的增加根据现场观察的问题归纳结果，在大厅醒目位置增设挂号信息电子显示屏，引导患者分窗口、分专家进行挂号，及时掌握当前挂号的号源信息；候诊区、候检查区、候药区在设置电子显示屏的同时增加排队叫号系统和语音广播系统，提醒患者及时就诊、检查或取药；各收费窗口增设 LED 显示设备和自动语音报价系统，方便患者明确缴费情况，减少人为差错；中药饮片实行实库存信息管理和条形码管理，减少药品差错、杜绝药品漏洞；各等候区域增设媒体播放设备，轮流播放各类医疗知识、用药安全、疾病防控和医疗政策宣传片，做好患者卫生宣教，促进医患沟通。

最后，对外结算系统的升级及调试以上海市医保系统支持的结算系统、就诊数据信息系统为基础并在规定时间内完成部分挂号、诊察费及诊疗项目收费的调整到位。通过购置 API 接口，对医院中心机房设备、客户端设备及相关信息系统软件进行升级，通过电信宽带网络和认证加密软件的联合使用，更换刷卡线路，缩短 POS 机出单时间。

3. 效果评估与分析

（1）业务指标和经济绩效有效增长。尽管门诊在实行精益优化项目后，并没有使门诊量的提升明显高于其他部门的服务量，但由于实施了门诊病房一体化管理、学科联动场地调整等优化措施，对其他部门服务量的提高确实起到了正向促进作用，从而使整个医院的业务量及业务收入得到了有效改善。由此可以认为，H 医院门诊流程的精益优化能有效确保医院业务量的提高，促进医院改革的成功，有利于实现国家医改要求的将患者留在基层的目标。

（2）价值流的非增值时间显著缩短。在非增值时间中，候挂号时间、候诊时间、候检查时间、候结果时间明显缩短，这与门诊病房一体化管理、学科联动调整场地、取结果标准流水线、调整低效收费窗口等一系列精益优化措施的落实有关。通过重设布局、实现资源的合理配置、咨询专家意见、结合患者诊治流程等因素，改变原本被动服务的不足，实现主动服务，有效指导，给予患者更好的指导，促进医疗服务效率的全面提升，减少患者等待时间（张洁，2021）。由此可以认为，H 医院门诊流程的精益优化能有效减少患者用于等待的非增值时间，减少浪费，确保门诊各部门良性运作。

（3）患者就诊满意度明显提升。患者在选择医院的过程中，不仅会考虑医院的技术水平，同时也十分关注医院的整体服务质量（何晓俐等，2015）。在门诊流程实施精益方案以后，患者满意度逐月提升，结合访谈结果可以发现，患者认为服务质量较前明显改善的主要环节依次为候诊区环境改善、候诊候检等待时间减少、院内指引标识明晰、各区域就诊提示信息增多、预约服务多样化。由此 H 医院可以认为，门诊流程的精益优化能有效改善患者的就诊体验，促进医患沟通，降低医疗纠纷的发生，提升整体医疗服务质量。

（4）流程管理更加流畅规范。门诊流程的精益管理不仅是局部环节的优化过程，还需要通过各流程间的互相组织配合，环环紧扣，承前启后，从而形成完整的人物流线和标准作业，才能确保整个就诊流程的畅通。H 医院通过调整科室场地、投入排队叫号系统、设置清晰标识、提升导诊人员能力等环节的优化，形成"一对一"就诊模式，缓解了医患双方紧张焦虑的情绪，提高医疗水平；通过医生工作站功能的开发、退费改处方流程的精简减少了患者纠错往返的发生概率；通过辅助信息系统的使用、检查取结果标准流水作业、收费系统升级等方法使患者无效等候时间大大缩短。正是基于多个流程相互间的穿插配合，紧密相连，才使患者的就诊体验在短期内获得了明显的改善。

4. 讨论

精益管理思想符合现代医院的管理需要，消除浪费，特别是减少对资源不必要的消耗，降低内耗，有效地控制改善医疗质量和医疗服务流程，通过自身运行方式的转变解决当前公立医院面临的发展瓶颈问题（张茜，2020）。精益管理门诊流程优化的主要原则是以方便患者为主，以人为本。以患者为中心，开展有利于患者就医的各项措施，超越患者的期望值，对就诊的各个环节做出科学化安排。清除门诊就诊中不必要的非医疗环节和步骤，对剩下的就诊流程进行简化，整合相关流程（郝黎，2013），减少患者的门诊排队时间，提高工作效率，让患者享受到便捷的医疗服务。应用现代化科技的支持，更好地服务病人，引导患者自主服务进行就医。医院的长期发展不仅需要专业的医疗技术，还需要优质的服务质量才能赢得患者的忠诚度。

三、医院手术室调度优化

（一）医院手术室调度现状及研究意义

1. 手术运作流程

随着医学科学的发展，医疗技术水平的提高，以及人民群众对医疗需求的变化，各个医学学科手术技术愈加先进。与之对应的手术的运作流程、手术所需的辅助资源也愈加复杂。手术室作为医院的关键科室，有其特定的运作模式。在手术室调度过程中，仅将注意力集中在手术本身是不科学的，还需要将手术与手术资源调度整合在一起。住院病房、重症监护病房、麻醉医生等资源与手术能否顺利开展息息相关，了解手术运作流程是研究手术室调度问题的前提条件。国内与欧美等国家医疗运作管理模式存在差异，手术运作流程不尽相同；各个医院由于其管理模式和实际情况不同，手术运作模式也有所不同。

一个完整的手术流程主要包括术前、术中、术后三个阶段。在手术各阶段执行过程中涉及包括人员、设施和设备等在内的多种资源。在术前阶段，将患者从门诊护理中心或普通病房转移至麻醉准备间，护士核对患者病例，协助患者做好术前准备工作，如更换手术服、心理辅导工作，麻醉医生根据手术需要进行患者麻醉，麻醉结束后将患者移至手术室；在术中阶段，由若干护士及一名或多名手术医生开展手术；在术后阶段，手术完成后，患者被转移至术后恢复室，在专业护士护理下最终转回普通病房观察，病情特别严重的术后需要转移至重症监护室，同时，每台手术完成后都需要对手术室进行全面的清扫消毒。医院手术流程如图5-1所示。

2. 医院手术室调度面临的问题和挑战

近年来，我国医疗卫生体制改革取得了重大创新，全民基本医疗保障政策的实施在一定程度上缓解了"看病贵"问题，人民生活水平显著提高。与此同时，人们对于健康的关注与日俱增，随着人口老龄化的加剧，患者数量逐年攀升。尽管医院手术室建设取得了很多成就，但仍面临很多

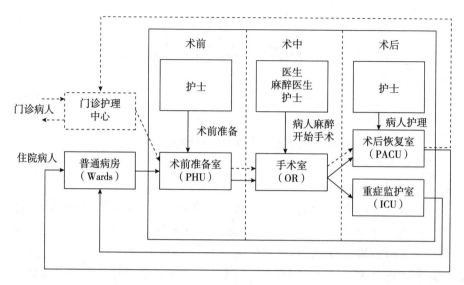

图 5-1　医院手术流程

资料来源：笔者整理。

问题与挑战。

（1）手术资源相对短缺。存在着患者入院迟迟安排不上手术，以及"看病难、看病贵"现象。我国人口占世界人口的 22%，但医疗资源却仅占世界医疗资源的 2%。也就是说，差不多 1/4 的人口只占用 1/50 的医疗资源。人口老龄化和人们健康意识的提高，更是增加了医院的就诊量和手术量，给医务人员带来了高强度的工作负荷，并且产生了大量的人员、中央设备等利用成本。

（2）手术室利用率低。目前，大多数医院的手术排程都是由护士长手工完成。护士长根据手术台数、手术间的大小与手术类型对择期手术做出相对固定的安排，为有效协调各组工作，定出每周的择期手术安排表。但在实际操作过程中，由于手术患者病情不同，以及手术医生的技术水平存在差异，预期的手术工作量和实际手术时长差异较大，造成了手术资源的浪费。此外，手术室的工作需要主刀医生、助理医生、麻醉医生和护士的配合完成，每一个环节的疏漏延迟都会影响后续工作的开展，降低手术室的使用效率。因此，严格遵守手术室的管理制度，医护人员提高责任心，严格遵守在岗时间，各负其责，对于减少手术室无效时间和提高手术室使用效率具有重要的意义。

（3）医患矛盾显现。近期国内发生了多起恶性伤医事件，多数是由于医生与患者间沟通不当引发的。手术患者多、急诊手术量大，工作繁忙使医生把更多的精力放在工作上，而忽略了与患者沟通病情以及进行心理疏导，导致患者将"看病难、看病贵"等矛盾转嫁到医生本身，部分极端的案例导致了无法挽回的恶果，这也给医护工作人员提出了新的要求。医生在沟通过程中要做到心中有数、换位思考，避免使用专业术语，力图从患者和家属的角度讲解手术的注意事项及手术过程，降低其陌生感，消除其不良情绪，减轻患者术前的紧张、焦虑感。此外，为了提高患者就诊的满意度，部分医院试点开展了"患者选择医生，患者可指定就诊时间"的策略，医院关注了患者在就诊过程中的心理体验，在一定程度上提高了患者满意度，增加了患者对医院的信任度。

（4）手术停台率高。择期手术当日停台在各级医疗单位均有发生。这不仅打乱了正常有序的工作安排，造成人力、物力的浪费，导致反复进行禁食、禁水和备皮等术前准备，也增加了患者的痛苦和医护人员的工作量，延长了住院时间，甚至导致纠纷发生。疾病和术前准备不充分是择期手术当日停台的重要原因，其主要因素为术前检查缺项和手术器械或设备未到位。手术服务时间的不确定性是导致手术临时停台的另一诱因，预期的手术计划无法在工作时间内完成，导致后续的手术被临时取消。增强医护人员对术前准备和医患沟通的重视程度，建立手术停台的常态监管机制，增加手术计划的鲁棒性可在一定程度上降低手术停台率。

3. 医院手术室调度优化意义

手术室是综合性医院提供手术服务的关键科室，承担着为医院内外科科室提供手术间、手术护士等手术必需医疗资源的重任。合理利用手术室资源对医院具有重大的现实意义。

（1）提高手术服务能力。国外有研究指出，人口老龄化会导致社会对手术服务的需求显著增加。虽然该研究以美国为实际背景，但这一结论对我国同样具有重要意义。老龄化是我国不可扭转的社会发展趋势。2002年，我国65岁以上老年人口已达9420万人，占当时总人口的7.3%。按照国际标准，我国当时已迈进老龄化社会。不仅如此，我国还保持着远高于世界平均水平的老龄人口年均增长速度，与此同时，近年来我国社会手术需求增幅明显。《中国卫生统计年鉴》（2013）数据显示，2002~2012年我国三甲医院年均手术人次以每年 17.3% 的速度快速增长，2012 年达到近4000 万手术人次的水平。在此背景下，提高医院手术服务能力对于我国的意义不言而喻。为达到这一目的，相对加大手术设施投资、扩大手术服务规模而言，提高现有手术室资源的利用水平对于成本敏感的医院来说更为经济可行。

（2）提高手术服务水平。手术室有医院"发动机"之称。手术室面向医院各外科科室提供手术室资源。手术室资源利用水平的高低直接影响外科科室手术服务的开展，进而影响手术患者对手术服务质量的感知，如手术患者对等待时间的敏感等。此外，手术服务包含多类术前、术后检查，涉及医院内几乎所有医技科室，如检验科、放射科等。合理利用手术室资源可以极大地促进医院手术服务流程的优化，提高医院手术服务水平。

（二）医院手术室调度研究现状

1. 医院手术室调度定义

随着外科手术需求量的不断增加，手术室作为医院手术的核心部门，手术室的调度和管理水平直接影响着整个医院的运作效率，有效的调度决策可以减少医院的成本，同时有利于更好地服务患者，因此科学的手术室调度方案成为学者和管理者的关注重点。手术室调度问题（Operating Room Scheduling）又被称为手术排程问题，手术调度是关注人、财、物，具有特殊性的调度问题，具体是指医院的医生接诊患者，拟定手术申请，调度人员根据申请依据病情特征，为患者选定合适的手术室、具体的执行时间、配合本手术的医护人员以及特需的医疗设备的全过程。手术调度涉及的资源有执刀医生、患者、护士、麻醉医生、手术室、医疗设备、上游麻醉室、下游麻醉恢复室和床位等资源（王昱等，2018；张文轩，2021）。

2. 医院手术室调度国内外研究现状

本节分别从患者类型、不确定性、优化目标以及多阶段问题四个方面阐述手术室调度问题的主要构成。

（1）患者类型。在手术室调度问题中，调度的患者对象可以分为住院患者和门诊患者。住院患者是指必须在医院过夜的患者，而门诊患者通常在同一天入院出院。住院患者在手术前一天或前几天入院，术后留在医院继续接受护理，而门诊患者通常在当天进行手术，不会在医院过夜（Pham and Klinkert，2008）。为了提高排序效率，学者们进行了大量的研究。分析方法和仿真研究经常被用来解决医疗保健中的预约计划和调度问题，调度对象包括住院患者和手术所需各类资源。Kim 等（2018）基于门诊患者到达数据，研究门诊患者未出现、计划外到达、实际到达时间与计划时间有偏差的情况。陈潘越（2016）研究了允许超订的门诊预约调度问题。建立了以报童问题为基础的静态超订模型，用算例进行了验证和求解。住院患者和门诊患者调度的区别可以归纳为两个方面：①住院患者可被视为待命状态，而门诊患者动态到达医院，可能会迟到、不出现或取消预约（Tànfani and Testi，2010）；②住院患者的满意度与手术计划的日期密切相关，而门诊患者对手术日期的要求较低。这些特征导致了住院患者和门诊患者排班的差异，应在研究相关问题时加以考虑（Bai et al.，2017）。

（2）不确定性。相关手术室调度的文献表明，手术时长的不确定性是手术服务固有的特性。手术时长是指手术的处理时长，其不确定性是指手术过程中相关活动的实际持续时间与计划持续时间之间的偏差。手术持续时间的不确定性主要由患者的健康情况、外科医生的技能以及任何其他能够使手术顺利进行的因素引起（Molina-Pariente et al.，2015）。一些研究人员将诱导和唤醒时间纳入手术持续时间，因为这些流程也在手术室中进行。此外，持续时间与外科专业有关，如骨科、心血管科或神经科。不确定的实际手术时间是手术计划和调度问题的一个重要因素，这使手术室调度问题更具挑战性。如何对手术时间的随机性进行建模是实践中的一个关键因素，手术时间分布的假设对手术室的加班时间和空闲时间有很大影响。研究人员通常假设手术持续时间服从随机概率分布，或由蒙特卡罗仿真得到。在一些情况下，研究人员对手术的每个阶段持续时间分别预测，并基于手术顺序预测开始时间。例如，Rath 等（2017）使用数据驱动的鲁棒优化方法建立了两阶段混合整数随机动态规划模型。将资源分配给持续时间不确定的择期手术，并决策手术顺序。Lehtonen 等（2013）在病例调度中使用手术持续时间类别来提高手术室使用率。他们通过对手术时间的详细分析，结合手术分类和报童模型对手术调度的优势，开发了一个实用的骨科手术调度系统。

（3）优化目标。本质上，所有手术室调度文章均是为了最大限度地提高手术室的利用率，并最大限度地降低资源的成本。研究人员通常会解决患者的手术排序问题，目标是将包括手术室和医生团队在内的资源的预期等待成本和预期闲置成本之和降至最低（Guda et al.，2016）。具体地说，目标函数可以归纳为最小化最大完工时间（Guido and Conforti，2017）、最大化调度的手术室数量（Lei et al.，2016）、最大化手术室使用时间（Saadouli et al.，2015）、最小化手术室费用（Vijayakumar et al.，2013）、最小化预计提前和延后成本（Choi and Wilhelm，2014）、最小化医生在手术室之间的转移（Li et al.，2015）。

（4）多阶段问题。仅考虑手术室调度的单阶段问题在文献中较为常见，其中，大多数文章只考虑手术室对科室或医生组的容量分配问题或只考虑病例分配问题。Hosseini 和 Taaffe（2015）考虑到手术室过度利用时间和利用时间不足情形，使用线性规划来解决为每个外科手术组分配手术室时间块的问题。Penn 等（2017）将特定的时间块分配给每个外科医生，他们提出了一种多准则混合整数线性规划模型，该模型可以帮助护士长在考虑外科医生可用性的同时减少所需的最大床位数的情况下，构建新的主手术时间表。一些学者研究了两阶段手术室调度问题。Batun 等（2011）提出，大多数论文都遵循以下两个阶段的手术室调度过程。第一阶段分配资源给多个手术，并根据资源决定手术顺序。因此在假定每个手术都应尽早安排的前提下，可以得到手术计划的开始时间。第二阶段确定手术病例的实际开始时间，并根据先前手术的实施情况分配加班资源，确保按照第一阶段确定的顺序完成所有手术。Aringhieri 等（2015）研究了一个包含两个阶段的联合问题，即主手术时间表和手术病例调度问题，并以手术室时间分配的决策结果作为输入数据。Guido 和 Conforti（2017）同时解决了战术层问题和运作层问题。研究了分配给每个外科科室、每个外科团队的手术室时间，并为每个手术组选择手术患者。他们提出了一个整数线性规划模型，目标是使调度的患者数量最大化。Fei 等（2010）研究了一个手术室分配给外科医生的手术日分配和患者排序问题，看作一个两阶段混合流水车间问题，考虑手术室、医生的可用性和恢复床的可用性，建立集划分的整数规划模型，并通过基于列生成的启发式规划来求解。宋鸿芳等（2020）将医疗服务过程构建成两阶段的病床优化模型，研究病床资源供需失衡问题。第一阶段研究强制治疗，第二阶段研究康复过程。王忠民

（2018）提出了两阶段手术优化调度方法，建立了从手术到康复的两阶段混合流水车间模型，采用改进的 EDA 求解算法，提高患者满意度和医疗机构运行效率。

（三）医院手术室调度优化目标

1. 经济性指标

常见的经济性优化目标有最小化手术室运作成本、最大化院方收益和最小化患者入院治疗费用。手术室的配置和运营成本非常昂贵，是医院的重要财政支出部门，人、财、物投入多，医疗资源密集，高价值医疗设备和器械多。手术室设备日常运行维护、人员、水电等费用与手术室运作成本直接相关。若手术室调度不当，导致手术室在开放时间空闲或者安排好的手术任务无法在规定时间内完成，医护人员需要加班完成手术任务，这都是医院不希望看到的现象。

2. 患者等待时间

患者选医院最关心的是能否方便就诊，而就医等待时间过长成为患者共同的困扰。在医院手术部门，患者面临的问题同样严峻，即便患者等到床位顺利入院，但入院后迟迟安排不上手术的现象时有发生，增加了患者的治疗费用和经济负担，导致了患者的不满。如何减少患者的平均等待时间已经成为手术室调度优化问题的一个重要目标。

3. 医患满意度

如何更加高效地利用医疗资源，为患者提供较为满意的医疗服务，已经成为政府和医疗机构面临的问题。医院管理信息系统的发展使患者网上挂号、预约成为常态。私立与公立医院的结合满足了患者多元化的就医需求，提高了患者的就医体验。此外，医生是手术实施的主体，是医院花费大量时间、物力、财力培养的宝贵资源，医生是工作强度大、压力大的职业，且一些医生除了手术任务，还承担了科研项目、门诊、教学任务，如何提高医生的满意度，避免人才流失，使医生在愉悦的心情下高效率地完成手术任务，也是医院极为关注的方面。

4. 手术完工时间

手术完工时间（鲁千，2020）这个目标一般用于手术室的日调度问题上，指手术计划中最后一个手术的完成时间。控制手术完工时间有助于提高工作效率，避免医护人员产生不必要的加班情况。一般将手术任务划分为术前、术中、术后三个阶段，把一个手术任务视为需要资源的一系列加工过程，以最小化完工时间为目标决策患者的手术顺序以及手术各个工序的起始时间。同时，面对突然到达的急诊患者，预留一定的手术资源，将急诊看作临时增加的工件进行调度，确保急诊患者在当日可以完成手术。

（四）医院手术室调度优化数学模型构建

1. 优化目标

医院中有 m 个手术室（$R_1, R_2, \cdots, R_m$），手术室调度系统需要处理带有约束条件的 n 个手术（$S_1, S_2, \cdots, S_n$），一般 n>m，这些手术之间具有一定的相关性（这些手术的完成需要遵循一定的约束条件）。本模型需要解决的问题是找出一个最优手术室调度策略：将 n 个手术分配到 m 个手术室里，$F = \{F_1, F_2, \cdots, F_m\}$，$F_j$ 是在第 j 个手术室里进行的所有手术室集合，用 t_i 表示手术 i 的预计完成时间，手术室的开放时间为该手术室完成分配给它的全部手术所需要的总时间，这个时间取决于需要时间最长的手术室，这个最长的用时长度成为最大完成时间。手术室调度的优化目标为该最大完成时间达到最小。

2. 约束条件

本手术室调度优化问题的约束条件为：

（1）手术是相对独立的，以互不相关的方式进行操作。

（2）每个手术可在任意手术室进行。

（3）每个手术不能同时在多个手术室进行，每个手术室同一时刻只能有一个手术。

（4）手术一旦开始必须进行到结束，中途不得中断。

3. 模型构建

假设有一个手术室调度优化策略，为手术室 R_j 分配 k_i 个手术 S_{1j}，$S_{1j}, S_{2j}, \cdots, S_{kj}$，则手术室 R_j 的完成时间为 $W_j = t_{1j} + t_{2j} + \cdots + t_{kj}$。手术室调度优化的数学模型为：

$$\text{Min} \max_{1 \leqslant j \leqslant m} \sum_{i=1}^{k_i} t_{ij} x_{ij} \tag{5-1}$$

$$x_{ij} = 1,0$$

$$\sum_{i=1}^{n} x_{ij} = 1 \quad j = 1, 2, \cdots, m$$

$$\sum_{i=1}^{m} k_i = n$$

$$t_{ij} \geqslant 0$$

式（5-1）中，$x_{ij} = 1$ 表示手术 i 在手术室 j 内进行，否则 $x_{ij} = 0$。$\sum_{i=1}^{n} x_{ij} = 1 (j = 1, 2, \cdots, m)$ 表示手术 i 只能在一间手术室内进行。

本章小结

首先，对活动及其优化进行介绍，同时讨论活动优化在医院的作用与意义。其次，提出精益管理的概念，对其研究进行了回顾和梳理，提出精益管理对于医院流程管理的必要性与适用性，通过 H 医院门诊优化的实际案例，验证了精益管理对现代医院流程活动优化的促进作用，将活动优化与精益管理相结合，可以帮助医院提出相应的流程优化对策，实现患者和医生看病效率的提升，解决人们看病难的医疗行业痛点问题。此外，手术室作为医院手术的核心部门，手术室的调度优化活动对医院运营效率至关重要，因此本章对医院手术室调度优化进行了研究。最后对医院手术室调度现状进行了分析，明确了医院手术室调度优化研究意义，从手术室调度问题研究不同方面进行文献梳理，梳理经济性指标、患者等待时间、医患满意度和手术完工时间四个手术室调度优化目标，构建基础手术室调度优化数学模型，提升医院手术室运作效率，降低成本，更好地为患者服务。

| 第六章 |

医院流程成熟度评估

一、医院流程成熟度评估概述

（一）医院流程成熟度评估的定义

1. 业务流程成熟度的定义

业务流程成熟度是指一个组织按照预定的目标和条件，成功、可靠、持续地实施业务流程管理的能力。业务流程成熟度是企业在流程管理规划设计、管理应用、保障机制、理念文化等方面水平的综合反映，其评价的对象不是流程本身，而是企业流程管理的综合现实情况。

2. 医院流程成熟度的定义

根据流程成熟度的定义，本书认为医院流程成熟度是指医院按照预定的目标和条件，成功、可靠、持续地实施医疗健康服务流程管理的能力。

（二）医院流程成熟度评估的目的及意义

1. 医院流程成熟度评估的目的

医院流程成熟度评估的目的，我们遵循"由表及里"的原则，按照基本目的、阶段性目的、核心目的分类，将其总结为以下三点。

（1）反映现有医院流程管理的水平。业务流程的重要性已经在很多高管之间达成了共识，它是每个组织机构的核心，描述了组织机构如何运作，并且由此影响组织机构的表现（金兰，2016）。在医疗健康领域，构建医院流程型组织是医院组织结构发展的方向。建设更高流程管理水平的医院，可以更好地满足社会大众对医疗健康的需求，高效解决医疗服务中出现的问题。此外，通过医院流程成熟度评估，还可以持续改进医院绩效，从而使医院拥有未来竞争优势（曹雪莲，2006）。此时，以更好地反映现有的医院流程管理水平为基本目的的医院流程成熟度评估则是医院流程管理环节中重要的一环。

（2）发现医院流程管理中存在的问题，明确与标杆医院的差距。社会环境不断变化，医院流程也需要根据实际情况不断进行改进。但是，流程改进并不容易实现。医院为了提高流程管理水平，不仅要了解现有的流程管理运行情况，还要发现流程管理中存在的问题，找到与标杆医院的差距，并选择对流程管理水平影响较大、与标杆医院差距较大的核心问题进行改进和持续优化。通过指标化的、量化的流程管理成熟度评估过程可以帮助医院有效地解决这一难题。因此，发现医院流程管理中存在的问题，明确与标杆医院的差距是医院流程成熟度评估的阶段性目的。

（3）实现医院流程管理卓越发展。在了解现有医院流程管理水平的基础上，医院流程成熟度评估通过发现医院流程管理中存在的问题，并对关键问题进行识别，使得医院流程管理不断进行优化，医院从中不断发展提升，实现医院流程管理的卓越发展，三个层面的目的之间的关系如图6-1所示。换言之，提升医院流程管理水平、实现医院流程管理卓越发展是医院流程成熟度评估的核心目的。

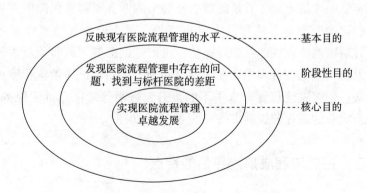

图6-1 医院流程管理成熟度评估目的

资料来源：笔者整理。

2. 医院流程成熟度评估的意义

（1）通过对医院流程管理的监督，有效控制医院流程管理的质量。业务流程是维持组织在提供高质量产品和服务方面的基本推动力，医院的业务流程也是维持医院在提供医疗健康服务过程中的重要驱动力。尽管医院在长时间的运行中已经形成了比较成熟的业务流程和相应的管理办法（曹雪莲，2006），但是一些医院在对已有的业务流程进行重组时，只是将业务流程作为风险控制点的载体，业务流程没有涵盖医疗健康服务的全过程，没有认识到流程的权威应该大于部门权力，习惯于逾越流程（李同奋，2016）。此外，医院的一些部门间职责界面不清晰、审批节点多，管理人员忙于日常业务审批，无暇分析数据和发现问题。另外，当一些医院的组织机构变革后，有时也不能及时调整对应的业务流程，存在流程与实际脱节甚至矛盾的现象。医院流程成熟度评估是持续改进、提升医疗健康服务流程的工具。通过对医院流程管理成熟度进行评估，对医院流程管理的过程进行有效监督考核，可以增强医院流程管理过程的质量控制，进而有效实现医院流程管理的目的。

（2）促进医院流程管理不断升级优化，提升医院流程管理水平，进而保障医疗质量，满足社会大众的医疗健康需求。一方面，社会经济、技术的不断发展对医院流程也提出了更高的能力要求。另一方面，医院的核心就是安全持续地提供医疗健康服务。其中，安全和持续的核心是保证医疗质量，而医疗质量的一大表现就是医院的业务流程。完善医院业务流程是保证和控制医疗健康服务质量的核心，健全的业务流程是保障医疗质量的关键，较高的医院业务流程效率是更高效、更全面地保障医疗质量的前提。通过对医院流程成熟度进行评估，可以帮助医院了解目前流程管理的水平，发现当下流程管理中存在的关键问题，进而促进医院流程管理不断优化升级，使医院流程管理水平不断提升，进而保障医疗健康服务质量，满足社会大众的医疗健康需求（Looy et al.，2013）。

（三）医院流程成熟度评估的特点

1. 医院的特点

医院属于社会服务型组织，此类社会服务型组织的特点经过总结可以概括为战略与策略的稳定性、业务的社会大众导向性和服务的公益性。

（1）战略与策略的稳定性。医院的这一特点主要源于作为社会服务型组织，其产品和服务与社会大众生命健康的相关性，追求的是社会效益最大化，而非商业利益最大化（姜宏，2019）。因此，国家政策对医疗机构的定位将直接影响医院向社会大众所提供的产品和服务的内容和方式，进而影响医院的战略和实际策略。在我国，公立医院是卫生服务体系的主体，公立医院的性质注定了其发展战略与策略由国家卫生服务业直接决定，而私立医院的定位必须符合国家规定的发展方向与战略位置（黄雅敏，2017）。换言之，医院具有极强的战略与策略稳定性。

（2）业务的社会大众导向性。服务型组织的核心是为客户提供专业化的增值服务。不同于研发型组织和生产型组织，服务型组织直接面对客户，以满足客户要求为首要任务（高杰，2009）。对于公立医院而言，其提供的医疗健康服务面向社会大众。因此，公立医院业务的开展应该以社会大众为中心，满足社会大众的健康需求，从社会大众的角度明确判断医疗健康产品或服务的优劣，使医院中的每位员工具有共同目标，对社会大众和服务结果达成共识。换言之，公立医院的社会大众导向性非常明显。

（3）服务的公益性。中华人民共和国中央人民政府2021年我国卫生健康事业发展统计公报明确指出，我国卫生事业是政府实行一定福利政策的社会公益事业，公立医院是卫生服务体系的主体，维护公立医院的公益性质是当前医疗体制改革的方向。《中华人民共和国基本医疗卫生与健康促进法》第三条规定："医疗卫生与健康事业应当坚持以人民为中心，为人民健康服务。医疗卫生事业应当坚持公益性原则。"可见，在我国公立医院具有明显的公益性。同时，医院的公益性与慈善机构的公益性质也有所区分，医院的公益性是多元化的，表现在医院使命、职业道德文化、医疗服务、公益性建设途径等多个方面。

2. 医院流程管理的特点

随着我国医院建筑、设施、设备、信息和医疗技术现代化，以及医院"以社会大众为中心"服务理念的树立，提高医疗质量和服务效率、优化服务流程已势在必行（蒲杰等，2009）。但是，医院流程管理的优化必须有的放矢，因为医疗诊治过程是极具严肃性的，它有着不同于其他行业的特点。例如，一切诊疗操作都具有既定符合科学性的规范和原则，即都要从有利于患者的诊断、治疗出发，严格掌握适应症与禁忌症。对有创性检查应慎重考虑，由主治医师决定后方可进行。新开展的诊疗操作，应经过必要的试验，做好充分的准备并报上级批准后方可进行，操作前必须做好充分的准备工作等。

公立医院面向的是社会大众，其流程管理的具体特点可总结为六点（欧阳邦辉，2005）：

（1）突出流程，而非科室专业分工。流程决定组织，而非组织决定流程，目的是实现简单化、高质化和高效化，组织中的人应该对相关流程具有较为全面的理解，而不仅仅是关注科室专业分工，应该具有系统性、整体性。

（2）注重结果。医院流程注重的是社会大众的满意度和员工的认同性。按社会大众的需求，充分考虑职工方便性和需求来制定工作流程。

（3）注重连续性。强调全流程绩效，而非个别部门或个别活动的绩效，打破职能部门本位主义的思考方式，强调医院内部协作精神。

（4）强调运用信息工具的重要性。例如，使用软件、网络等实现信息化，增强效率，提高质量。

（5）规范性和科学性。医疗诊治必须按照既定的操作规范和原则，因为诊治要从有利于社会大众的诊断、治疗出发，严格掌握适应症与禁忌症。医学是科学，无论进行什么流程改革都必须遵循医学科学性的原则。

（6）核心目标是围绕安全持续为社会大众提供完善的医疗健康服务的宗旨，搭建高效率、高质量的医疗健康服务流程，达到社会大众满意、管理者满意和员工满意。

3. 医院流程成熟度评估的特点

业务流程管理成熟度评估是用于判断业务流程管理所处阶段、了解业务流程管理现状并分析业务流程管理弱点的有效工具，是为后期流程改进提供方向的框架体系。

通过流程成熟度评估，可以准确地判断企业在业务流程发展上所处的成熟阶段、如何在流程改善的实践中准确地找出需要变革的领域和要素、如何准确地识别出改善目标和具体改善活动的相关性、如何定义改善活动的优先级和时间顺序等操作层面的需求。医院作为公益性的服务型组织，必须以社会大众满意度为中心。此外，全球卫生环境近几年也面临着巨大的变动，如医疗资源紧缺、环境污染加剧等导致各种怪异病症频发。因此，医院流程管理成熟度评估的特点可总结为以下四点：

（1）具有明确可量化的流程管理成熟度标准。流程管理成熟度是体现现有医院流程管理水平的工具，为了能够实时直观监测医院管理水平与绩效水平，必须建立可量化的成熟度标准。

（2）建立的指标体系必须满足卫生行业的定位，以服务社会大众为中心。现有的许多流程管理成熟度模型的指标体系多通过定性评价反映流程管理水平，不符合社会环境不断变化的情况。事实上，医院流程需要根据实际情况不断进行改进，因此，医院流程成熟度评估必须满足卫生行业的定位，以服务社会大众为中心。

（3）设计可操作性强的改进路线。医院流程成熟度评估是持续改进、提升医疗健康服务流程的工具，而改进流程必须依托可操作性强的改进路线。

（4）具有可变性，以便适应不断变化和某些极端的医疗卫生环境。与经济社会发展和人民群众日益增长的服务需求相比，我国医疗卫生资源总量相对不足，质量有待提高。同时，中国已成为世界上老年人口最多的国家，老龄化的不断加剧势必导致失能老人的增加，医疗需求增加。这些因素都会进一步导致医疗卫生环境形势严峻性增强。在这种情况下，医院流程成熟度评估体系也应具有可变性，以便更好地适应不断变化和某些极端的医疗卫生环境。

（四）医院流程成熟度评估的基本方法

如今，关于企业业务流程成熟度的评估已有丰富的研究，但还没有针对医院流程成熟度的评估方法。现有的很多流程成熟度模型的相关研究都具有一个共同点，即描述了引导一个组织通过不同的成熟度状态，走向卓越水平的演进路径。接下来，我们从国内研究、国外研究两个角度，对其他行业与组织的流程成熟度评估方法相关内容进行回顾。

1. 国外相关研究

对流程成熟度的研究已持续了很长一段时间，大多数成熟度模型都是基于美国卡内基梅隆大学软件工程研究所（SEI）于20世纪90年代开发的能力成熟度模型（CMM）（何杪耘，2015）。CMM根据过程的组织结构将公司分为五个级别，基于此思想，其五个成熟度不同的等级构成为初始级（Initial）、可重复级（Repeatable）、可定义级（Defined）、可管理级（Managed）、优化级（Optimizing）。每一个等级都被用于评估软件运行过程的状态及能力，同时能对已有的改进任务进行先后排序。每经过一个成熟度等级，都为下一次改进提供发展平台。判断是否达到某一成熟度等级的方法是判定是否已完成该层次下所含的全部过程目标。每一个目标都是组成该等级的重要环节。当完成一定量的过程目标后，该等级的成熟度将达到一个稳定值，从而使得软件能力得到提升。虽然 CMM 模型在对能力评估和组织改进两个方面做出了贡献，但是该模型的问题在于，其本身的阶梯形结构与运行思想不能完全匹配，导致其只能进行等级的评价，不能较好地提出解决组织存在问题的具体办法（何杪耘，2015）。自从 CMM 模型问世后，各种成熟度管理模型被逐渐提出。2001 年，Hertz 等制定了包含成熟阶段的业务流程管理模型。他们的模型定义了三个成熟阶段，每个阶段都是方向（生产、成本和网络）和组织重点（功能、项目和过程）的组合。现在来看，尽管其参考标准不够全面，但在当时具有很大的参考价值。紧接着，2004 年，Bruin 和 Rosemann（2012）提出了更完善的模型，其开发的模型为了使组织达到最高级别的 BPMM，必须在模型的五个阶段（成熟阶段）对六个要素进行观察判断。另一个理论上具有可操作性的业务流程成熟度模型出现于 2004 年，确定了五个成熟度级别：初始、管理、标准化、可预测、创新，认为每个级别的改进都是进一步改进和达到下一成熟度级别的基础。根据他们的看法，BPMM 描述了一条渐进的改进路径，指导组织从不成熟、不一致的流程转向成熟、规范的流程。Harmon 提出了著名的且影响深远的流程成熟度模型（Business Process Maturity Model，BPMM），将业务流程分为初始级、重复级、可定义级、可管理级和优化级五个等级。他借鉴了 CMM 的五个成熟度等级，初步定义了流程成熟度，主要涉及流程设计、测量和改进三个活动，尽管标准相对简单，但有着许多实际运用案例。Hammer（2007）提出的流程和企业成熟度模型（Process and Enterprise Maturity Model，PEMM）是著名的流程管理模型之一。该模型将业务流程分为不稳定流程、基于部门的专业流程、卓越绩效流程、最优流程和最佳流程五个等级，提出了持续提升流程绩效的两组指标：一组为评价流程成熟度的流程能动因素；另一组为评价企业成熟度的企业能力。Hammer 也接受过程管理的阶段方法，并强调在进入下一阶段（更高的成熟度级别）之前，必须完全完成所有之前的阶段。Hammer 的模型清楚地强调了流程成熟度和组织成熟度（业务流程管理成熟度）之间的差异。为了分析流程绩效，该模型考虑了五个驱动因素的成熟度：设计（目的、背景和文档）、执行者—实施者（流程实现过程中员工的知识、技能和行为）、所有者（身份、活动和权限）、基础设施（信息系统和人力资源）和措施（定义和使用）。此外，谈到组织的成熟度，Hammer强调了四项技能：领导力（意识、承诺、风格和行为）、文化（团队合作、关注客户、责任和变革态度）、专业知识（员工和方法）和管理方式（过程模型、责任、整合）。除了相关学者的研究，一些企业也进行了流程成熟度评估的研究。全球五大咨询公司之一埃森哲公司在2003年的内部文件——《流程优化原则》中提出了流程成熟度的概念，在该模型中，根据流程影响度、流程拥有者的角色、评估体系等将流程成熟度划分为五个维度，即非正式的、基础的、形成中的、被管理的、优秀的流程。该模型有利于企业判断其现有的流程处于哪个维度并帮助企业制定理想的目标维度（郭忠金和李非，2007），然而，该模型比较简单，没有给出具体的评估变量及各变量的定义，给实践操作带来了一定的不便（许志鸿，2011）。

除了通用模型，还有许多借鉴这些通用模型建立的针对实际情况的特殊流程成熟度模型。例如，de等（2015）的塞尔维亚流程管理成熟度模型的外部结构与经典BPMM模型相同，一级指标根据塞尔维亚企业特点确立为战略协调、流程意识和衡量、IT、人员管理、文化，同时子要素根据区域特点进行了调整，符合塞尔维亚当地企业的特点与实际情况。

2. 国内相关研究

相比国外，国内对流程成熟度的研究则开始得相对晚一些，所以大部分流程成熟度模型研究都参考了国外的研究成果（李建超等，2014）。林永毅和李敏强（2008）提出了六级四维的企业业务流程管理成熟度模型（BPMMM-6L4D），将业务流程管理的成熟度分为初始、重复、定义、管理、优化和创新六级，从管理活动、组织岗位、企业文化和IT支撑四个维度定义了业务流程管理在各个级别的评价标准。刘宗斌和刘现伟（2009）将管理的系统方法引进流程管理研究为创新点，从组织系统的角度，识别、理解和管理流程，建立流程管理体系。该体系不仅有助于改善流程和组织系统运行，而且为有效整合企业内部存在的双重或多重管理体系问题提供了基准体系框架，比推行困难的组织变革更具有现实可行性。赵涛等（2009）对业务流程管理成熟度模型的外部结构进行了设计，包括初始级、可复用级、已定义级、可管理级和优化级五个等级，还从评价指标体系、指标权重、评价方法、优化准则四个方面对模型的内部结构进行了详细的设计。此次的模型设计较之前的成熟度模型更具有可操作性，指标体系的构建也更加完善。事实上，国内建立的流程成熟度模型更多基于各种通用模型，拓展为针对特殊行业或者企业的专用型模型。例如，许志鸿（2011）参考PEMM模型建立了十级维度PNMS服务支持流程成熟度模型，从初始准备、评估和改进三个阶段，根据公司的特点介绍了东软飞利浦医疗设备系统有限责任公司（PNMS）服务支持流程应用PEMM模型进行流程成熟度评估及应用评估结果指导改进实施的过程。李同奋（2016）在参考前人有关成熟度模型研究成果的基础上，考虑日本铁路公司（JR）的组织特点和管理现状，有针对性地构建了JR流程管理成熟度模型，设计了五级成熟度等级，用于了解JR公司流程管理成熟度水平并帮助其提高流程管理综合能力。

表6-1根据上文提到的一些流程成熟度模型的特点，较为直观地展示了各模型的差异与优缺点。

现有研究关于流程成熟度模型的建立，一般是将成熟度模型分为外部结构和内部结构。其中，外部结构主要用于表现事物发展成熟阶段，将事物的发展过程简化为几个有限的成熟层级，从第一层级发展到最高层级，各层级之间具有顺序性。内部结构主要从事物发展的某一阶段所表现出来的最基本特点入手，通过某种框架将其层层分解，直至事物表现出外显性特点，然后再基于分解过程，建立起完善的评价体系，包含了评价指标体系、评价方法等。

然而，现有研究还存在不足：①现有流程成熟度模型大多应用在企业，对于医院流程成熟度的研究较少，使医院流程管理相关理论及方法体系存在缺口；②现有研究在针对流程成熟度评估时，最终还是停留在定性层面，没有给出业务流程成熟度的定量数值，这会给清晰展示流程成熟度带来阻碍。因此，在本章将对医院流程成熟度进行定量评估。

多属性评估是指对多个方案在多个指标下的指标值进行集成并排序，并且具有三大特点：①具有明确的评估方案。在做群体评估之前，评估者必须先衡量可行的方案，作为评估的选择。②多个评估属性。在群体评估之前，评估者必须先衡量可行的属性数，提出影响方案的数个相关属性，属性间可以是互相独立的也可以是有关联的。③属性的权重分配。对于不同的属性评估者会有不同的偏好倾向，给不同的属性分配不同的权重，一般来说属性的权重分配通常会经过正规化处理。

表6-1　流程成熟度模型差异比较

业务流程成熟度模式	创立人	成熟度等级（外部结构）	主要指标与内容（内部结构）	缺点	优点
业务流程管理模型一	Hertz 等	三级	方向（生产、成本和网络）和组织结构（功能、项目和过程）	每个阶段的评估内容相同	初步建立了有成熟度阶段的模型
流程成熟度模型二（埃哲森流程成熟度模型）	埃哲森公司	五级（非正式的、基础的、形成中的、被管理的、优秀的流程）	流程与流程的执行者	未给出具体的评估变量及各变量的定义，实践操作不便	能判断出企业现有管理维度
业务流程成熟度模型三	Bruin 和 Rosemann 等	五级（初始、管理、标准化、可预测、创新）	每个级别的改进是进一步改进和达到下一成熟度级别的基础	未进行实证分析	有改进的路线规划
流程成熟度模型四	Harmon	五级（初始级、重复级、可定义级、可管理级和优化级）	主要涉及流程设计、测量和改进三个活动	标准相对简单	适应行业广泛
企业流程成熟度模型五	Hammer	五级（不稳定流程、基于部门的专业流程、卓越绩效流程、最优流程和最佳流程）	领导力（意识、承诺、风格和行为）、文化（团队合作、关注客户、责任和变革态度）、专业知识（员工和方法）和管理方式（过程模型、责任、整合）	没有改进的可操作型路线	适应行业广泛

续表

业务流程成熟度模式	创立人	成熟度等级（外部结构）	主要指标与内容（内部结构）	缺点	优点
鉴尔维亚流程管理成熟度模型六	Fernanda等	五级（初始级、重复级、可管理级和优化级）	战略协调、流程意识和衡量、IT、人员管理、文化	局限于塞尔维亚	指标体系的评估有当地企业参与
六级四维的企业业务流程管理成熟度模型七	林永毅和李敏强	六级（初始、重复、定义、管理、优化和创新）	管理活动、组织岗位、企业文化和IT支撑	标准相对简单	成熟度等级更加细化
业务流程管理成熟度模型八	赵涛等	五级（初始级、可复用级、可管理级和优化级）	战略与组织文化、流程管理活动、客户关系管理、人力资源及组织管理、知识管理、IT管理	未找到应用资料	提出具有针对性的业务流程优化建议
PNMS服务支持流程成熟度模型九	许志鸿	十级（执行了，明确定义并管理、控制和评价；测量并改进；持续优化）	服务战略、服务事件管理、安装维护和维修、产品生命周期、知识管理、服务操作支持	未拿到东软飞利浦医疗设备系统有限责任公司的详细数据	建立指标体系的维度是基于公司原本流程评估的维度
JR-BPM3模型十	李同备	五级（初始级、可重复级、已定义级、已管理级和优化级）	战略管理、企业文化、知识管理、业务流程管理、安全生产管理、人力资源管理、IT系统管理、7S管理、产品管理	模型建立初期参考依据只有JR公司	已在天津华泰森生物工程技术股份有限公司（HTSM）得到验证

资料来源：笔者整理。

　　由多属性评估特点可见，多属性评估包含的多个属性可以对应流程管理成熟度评估模型的内部结构。此外，相比之前的流程管理成熟度评估模型只能定性描述流程管理水平，没有清晰的定量数值，采用多属性评估的相关方法可以得到量化结果，弥补之前模型外部结构无法量化的缺点。通过将多属性评估的多属性体系对应流程管理成熟度评估模型的内部结构，多属性评估方法代替流程管理成熟度评估模型的外部结构，可以使评估精确度得到提升。因此，本章利用多属性评估框架对医院流程管理成熟度进行评估，基本步骤如图6-2所示。

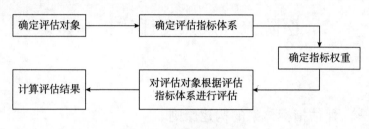

图6-2　多属性评估步骤

资料来源：笔者整理。

　　第一，确定评估对象。在进行成熟度评估之前，首先应该确定评估对象，不同的评估对象特点不同，那么对应的评估指标体系和相关评估方法就会有所不同。

　　第二，确定评估指标体系。在确定评估对象之后，可以根据评估对象的不同，进行评估指标体系的设计，确保评估指标体系的有效性。

　　第三，确定指标权重。当确定评估指标体系之后，可以采取相关方法对不同指标的权重进行确定。因为在不同时期、不同场景下，不同的指标可能会具有不同的重要程度，而指标的权重反映了这种不同的重要程度。此外，在进行评估值的计算时，指标权重也对最终结果产生重要的影响，因此，应当采取较为科学的方法对指标的权重进行确定。

　　第四，对评估对象根据评估指标体系进行评估。当有了较为完整的评估指标体系时，专家可以根据自己的经验或者现实数据，对评估对象在不同指标下的表现进行评估。相关的评估值将作为导出最后结果的关键依据。

第五，计算评估结果。当专家对评估对象在不同指标下的表现进行评估之后，我们可以利用相关的信息融合方法或者评估方法，对评估对象的表现进行综合计算，以便更直观地体现出评估对象的表现。

综上可知，利用多属性评估方法对医院流程成熟度进行评估的重点集中于医院流程成熟度评估的指标体系的建立以及指标权重的确定。因此，本章接下来将介绍医院流程成熟度评估的指标体系的建立方法以及对应确定指标权重、流程成熟度评估值的计算方法。

二、医院流程成熟度评估指标体系

（一）评估指标体系的构建原则

建立明确的评估指标体系，是多属性评估的关键步骤。在建立医院流程成熟度评估指标时，我们以所掌握的医院流程发展状态和应用特点为基础，参考 CMM 模型、BPMM 模型等成熟度模型，建立符合医院业务流程实际情况的成熟度评估指标体系，以便有效反映医院业务流程的状态和效能，识别目前影响医院业务流程效能发挥的关键因素。为确保医院流程成熟度评估指标体系的科学性和有效性，本章设定了以下四项有关医院流程成熟度指标体系的建立原则。

其一，科学性和有效性原则。医院流程成熟度评估指标体系的质量决定了最终评估结果的准确性，因此本书在构建医院流程成熟度模型的评价指标体系时，参考了一些成熟的研究方法，同时严格遵守了医院流程管理的规范与原则，确保指标体系的科学性和有效性。

其二，借鉴性和差异性原则。医院流程成熟度评估与一般业务流程成熟度评估既有一定的相似性，又存在一定的差异性。因此，在构建医院流程成熟度评估指标体系时，既要基于已有流程成熟度模型，也应体现出医院业务流程成熟度与一般业务流程领域成熟度评价的差异性。

其三，可操作性。这里的可操作性有两层意思：一是强调指标资料的可获取性和可使用性；二是指评估指标的确定能被大部分专业人士正确使用。指标的描述需要简单易懂，不要出现复杂、难理解的描述方式。

其四，层次性和系统性。医院流程成熟度评估指标体系的建立应符合系统全面的特点。系统性的指标不是简单的堆砌，而应有一定的层次性。评价指标应涵盖医院业务流程的多方面关键点，各指标之间独立且不重合。对于整个指标体系，具有从属关系，下级指标隶属唯一的上级指标，因此指标体系在进行划分时，需厘清具体指标的含义，建立一套有层次的评估指标体系。

（二）现有流程成熟度评估指标体系

由于医院的流程成熟度模型还未有学者进行研究，因此，在建立指标体系时，我们主要参考的仍然是其他组织、行业的流程成熟度模型或通用型模型的指标体系。之后，我们将结合医院的特点对各级指标进行适应性调整。

在现有研究中，流程成熟度模型按照应用范围可以分为通用型模型和专用型模型。

理论上，通用型模型运用是不受行业与企业特点限制的，尽管其指标体系建立时也会参考一些其他模型指标，但会避免使用具有特殊性的指标，模型追求的是高通用性（运用到各种行业企业的能力），因此，较多利用通用性指标来增强指标体系的灵活性。

专用模型是许多学者为某个地区、某个行业、某个企业等建立的流程成熟度模型，它的外部结构与通用型模型一般相同，但在建立指标体系时会添加符合对应企业特点及对应流程特点的指标。在构建专用模型的指标体系时，首先通常根据企业特点确立一级指标，之后从符合当地企业的特点与实际情况的角度出发，确定、调整一级指标下的子要素（如二级指标等）。

1. 专用模型指标体系

专用成熟度模型主要指标如表6-2所示。

表 6-2　专用成熟度模型主要指标

业务流程成熟度模型	创立人	主要指标与内容（内部结构）
国有钢铁企业业务流程成熟度模型	朱葵	战略管理、企业文化、客户关系管理、知识管理、人力资源管理、业务流程管理和 IT 系统管理
高技术服务型组织的成熟度模型（HSO-PM3）	高杰	流程活动、客户关系管理、人力资源及组织管理、战略管理及领导力、其他方面
ZD 公司流程成熟度模型	张艳辉	基础设施、流程负责人、流程员工、流程设计是"业务流程成熟度"的二级指标，"领导力、文化、专业技能、治理"是"企业能力成熟度"的二级指标
PNMS 服务支持流程成熟度模型	许志鸿	服务战略、服务事件管理、安装维护和维修、产品生命周期、员工表现、知识管理、服务操作支持
JR-BPM3 模型	李同奋	战略管理、企业文化、7S 管理、业务流程管理、知识管理、安全生产管理、人力资源管理、IT 系统管理
农产品公司业务流程成熟度模型	Dewi 等	战略联盟、文化和领导、人员、治理、方法和信息技术

资料来源：笔者整理。

2. 通用模型指标体系

通用成熟度模型主要指标如表 6-3 所示。

表 6-3　通用成熟度模型主要指标

业务流程成熟度模型	创立人	主要指标与内容（内部结构）
业务流程管理模型	Hertz 等	方向（生产、成本和网络）和组织重点（功能、项目和过程）
PEMM 企业流程成熟度模型	Hammer	领导力（意识、承诺、风格和行为）、文化（团队合作、关注客户、责任和变革态度）、专业知识（员工和方法）和管理方式（过程模型、责任、整合）

续表

业务流程成熟度模型	创立人	主要指标与内容（内部结构）
BPO 成熟度模型	Mccormack	战略视角；业务流程文件；过程测量；过程组织结构；员工管理；过程文化；市场视角；供应商定位；计算机技术
塞尔维亚流程管理成熟度模型	de 等	战略协调、流程意识和衡量、IT、人员管理、文化
六级四维的企业业务流程管理成熟度模型	林永毅和李敏强	管理活动、组织岗位、企业文化和 IT 支撑
业务流程管理成熟度模型	赵涛等	战略与组织文化、流程管理活动、客户关系管理、人力资源及组织管理、知识管理、IT 管理

资料来源：笔者整理。

（三）医院流程成熟度评估指标体系的构建思路

医院流程具有一些区别于其他行业的特性，同时对现有医院流程成熟度模型的研究较为缺乏，这体现出医院流程成熟度评估指标体系的构建具有一定的特殊性。因此，在构建医院流程成熟度评估指标体系时，我们需要参考其他成熟度模型的指标体系，同时根据医院流程特点进行适配性调整。本章构建医院流程成熟度评估指标体系的具体设计步骤如图 6-3 所示。

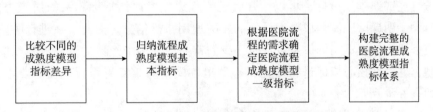

图 6-3　医院流程成熟度评估指标体系的构建思路
资料来源：笔者整理。

首先，比较不同的成熟度模型指标差异。通过对已有流程成熟度评估模型的研究现状梳理，将模型划分为通用型与专用型两类，进行指标体系比较分析，得出不同模型指标体系的共同点。

其次，归纳流程成熟度模型基本指标。我们将已有的不同流程成熟度评估指标体系的相同指标与不同指标进行区分，确定属于流程成熟度模型指标体系的基本指标，并且将这些指标纳入医院流程成熟度评估指标体系中。

再次，根据医院流程的需求确定医院流程成熟度模型一级指标。在构建医院流程成熟度评估指标体系的过程中，需要考虑医疗行业自身资源紧缺、技术性高、卫生环境复杂等要素。因此，需要对医院流程管理的相关需求进行分析总结。根据医院流程管理的特殊需求，将通过对比通用模型指标与专用模型指标得到的基本指标与符合医院流程的特殊指标进行融合，导出相对完善的一级指标。

最后，构建完整的医院流程成熟度模型指标体系。得到一级指标后，接下来需要对一级指标进行进一步细化。结合医院流程成熟度特点与指标体系需求确定二级指标，从而得到相对完整的医院流程成熟度评估指标体系。

（四）医院流程成熟度评估指标体系的构建

根据前文提出的思路，医院流程成熟度评估指标体系可按以下四个步骤建立。

1. 比较不同成熟度模型指标的差异

已有的一些流程成熟度模型在企业已进行了实际运用，并取得了较为理想的结果，为医院流程成熟度评估指标体系的构建提供了结构参考。参考这些成熟模型指标，可以增强医院流程成熟度评估指标体系的说服力，有助于明确医院流程成熟度评估的相关通用指标信息。因此，在进行医院流程成熟度模型指标体系设计时，我们首先梳理多个经典的流程成熟度模型，并对其核心指标进行对比，整理出各模型的业务流程管理核心要素，如表6-4所示。

通过对通用流程成熟度模型和专用流程成熟度模型业务流程管理核心要素的比较，我们发现在较为经典的PEMM、BPMMM-6L4D以及专用模型的国有钢铁企业BPMM模型都考虑到企业文化和战略两个关键因素。另外，大部分模型都将知识、IT和人力资源作为关键指标。

2. 归纳流程成熟度模型的基本指标

通过表6-4可知，各模型考虑的业务流程管理核心因素主要为知识、IT、企业文化、战略和人力资源。因此，我们将这四个因素作为医院流程成熟度评估指标体系中基本指标的重要组成部分。

表6-4　业务流程成熟度模型关键指标

模型	研究者	业务流程管理核心要素
PEMM	Hammer	业务流程成熟度：流程设计、流程员工、流程所有者、基础设施、指标；企业能力成熟度：领导力、文化、专业技能、治理，流程能动因素着重于流程设计、执行和变更
BPMM	Moradi-Moghadam 等	目的、内容、战略、评估或审查、文件
BPO 成熟度模型	Mccormack	战略视角、业务流程文件、过程测量、过程组织结构、员工管理、过程文化、市场视角、供应商定位、计算机技术
BPMMM-6L4D	林永毅和李敏强	管理活动、组织岗位、企业文化和IT支撑
BPMM	赵涛等	战略与组织文化、流程管理活动、客户关系管理、人力资源及组织管理、知识管理和IT管理
JR-BPM3	李同奋	战略管理、企业文化、7S管理、业务流程管理、知识管理、安全生产管理、人力资源管理、IT系统管理
国有钢铁企业BPMM	朱葵	战略管理、企业文化、客户关系管理、知识管理、人力资源管理、业务流程管理和IT系统管理
HSO-PM3	高杰	战略与组织文化、流程管理活动、客户关系管理、人力资源及组织管理、知识管理和IT管理
ZD 公司 PEMM	张艳辉	业务流程成熟度：指标、基础设施、流程负责人、流程员工、流程设计；企业能力成熟度：领导力、文化、专业技能、治理
农产品公司 PEMM	Dewi 等	战略联盟、文化和领导、人员、治理、方法和信息技术

资料来源：笔者整理。

在建立医院流程成熟度评估指标体系时，我们发现不同的学者对于各个指标的重要性有着不同的意见。国外学者 Looy 等（2013）根据一些著名的成熟度模型开发的框架，对 61 个成熟度模型的关键因素进行了比较和分类。他们发现，不同模型关注不同的领域，如供应链管理、物流管理、协作和软件开发等。之后，通过德尔菲专家法，他们得到了各位专家同意 BPMM 关键因素侧重点的情况。其中，BPMM 关键因素侧重点专家同意率如表 6-5 所示。

表 6-5　BPMM 关键因素侧重点专家同意率

六个主要能力领域	十七个关键指标	同意率（%）
模型建立	设计	90.91
	分析	90.91
布置	颁布和实施	81.82
	测量和控制	95.45
优化	评估	81.82
	改善	90.91
管理	战略和关键表现指标	86.36
	外部关系和服务等级协议	72.73
	作用和职责	90.91
	技能和训练	77.27
	日常管理	54.55
文化	价值	90.91
	态度和行为	81.82
	评价和回报	68.18
	高管承诺	90.91
结构	组织结构	50.00
	治理机构	95.45

资料来源：笔者整理。

由表 6-5 可知，除了模型的设计、分析、测量和控制、优化改善等关键因素受到专家重视，管理作用职责、文化价值、高管承诺、治理机构等的同意率也高于 90%。可见，企业文化、战略、满意度、外部关系等因素也受到了重视，这与医院流程以社会大众为中心相符。

综上所述，医院流程成熟度评估指标体系中的基本指标初步确定为战略、文化、知识、人力资源、IT、满意度。

3. 根据医院流程管理的需求确定一级指标

尽管业务流程成熟度模型中包含的各类指标数目众多，但是在构建流程成熟度评估指标体系时，我们应该考虑满足不同的评估需求，而不是添加的指标越多越好，应着重考虑构建的流程成熟度评估模型的具体要求及其所应用的行业特点。

本章构建的医院流程成熟度评估指标体系应用于医院，医院属于社会服务型组织，与普通商业型组织不同，此类社会服务型组织的特点为战略与策略的稳定性、业务的社会大众导向性和服务的公益性。因此，构建的指标体系应该具有更强的专用性，避免其使用对医院流程管理具有太高的挑战性，应充足考虑医疗卫生行业的特点而不是各行各业的特性。具体需要考虑的特点为具有明确可量化的流程管理成熟度标准；建立的指标体系必须具体到业务流程，业务流程必须以社会大众的健康需求为中心；设计可操作性强的改进路线；具有可变性，以便适应不断变化和某些极端的医疗卫生环境。因此，本章构建的医院流程成熟度评估指标体系，不仅要考虑全面，满足医院流程不同特点的评估需求，还需要合理调整评估属性与评估模型的专用性。

考虑到医院服务型组织的特点以及医院流程成熟度的特点，指标体系的建立应紧扣社会大众对医院的满意度，所以将原有基本指标中还未明确的"满意度"修改为"社会大众满意度"，以此确定医院流程成熟度评估指标体系的一级指标，具体如表 6-6 所示。

表 6-6　医院流程成熟度模型关键指标

模型	一级指标
医院流程成熟度模型	战略管理、文化、知识管理、人力资源管理、IT 管理、社会大众满意度管理

资料来源：笔者整理。

（1）战略管理。战略是组织发展的目标与导向，直接决定了组织未来的方向，因此，战略应该包含组织管理的任何一项工作，流程管理也不例外。同时对于医院而言，由于其战略与策略要求的一致性和高度稳定性，使得战略在组织管理与流程管理中更具有重要意义。这需要战略与流程管理匹配度高、战略对流程管理的推动力度强。

（2）文化。考虑到服务型组织成员的高素质要求，良好的组织文化对于组织运行和目标的达成将起到重要的作用。这一点主要体现在员工对医院流程管理文化的认同度、医院文化与流程管理的匹配度和医院流程管理文化氛围。

（3）知识管理。知识管理已经成为现阶段管理的热点领域。对于医院而言，由于其服务的高技术性，如何在实际运行中有效地进行知识管理，无疑也成为衡量组织流程管理成熟度水平的重要指标。在这一方面，主要应考虑流程管理中知识的获取、整合、转移、共享和创新。

（4）人力资源管理。医院服务具有特殊性、成员具有高素质性，使组织成员在为社会大众提供服务中起到了决定性作用。因此，对医院相关人员的管理是其核心工作之一，主要表现为员工对流程管理的认可度、员工的知识和技能、员工的招募与培训次数及经费投入力度、员工的薪酬与绩效设置的合理性、组织流程管理的经验交流与分享次数、医院对流程管理的控制。

（5）IT 管理。随着 IT 技术的广泛应用，IT 系统和 IT 管理已经成为几乎所有组织日常运作不可或缺的要素。因此，IT 管理的工作也应成为考察医院流程管理成熟度的关键指标之一。在这一方面，主要考察医院流程管理信息化程度、IT 系统与医院流程管理匹配度、IT 系统流程管理模块投入经费力度、员工流程管理 IT 化能力等。

（6）社会大众满意度管理。主要体现在社会大众在医院流程管理中的中心度、社会大众对医院流程管理的参与度、社会大众对医院流程管理的满意度、实施流程管理后社会大众保持度等。

4. 构建完整的医院流程成熟度模型指标体系

在一级指标的基础上，根据指标确立原则与医院流程成熟度模型特点最终构建的医院流程成熟度模型指标体系如表 6-7 所示。

表 6-7　医院流程成熟度模型指标体系

目标层	一级指标	二级指标
医院流程管理成熟度	战略管理	战略与医院流程管理匹配度
		战略对医院流程管理的推动力度
		医院管理层对医院流程管理的支撑度
	文化	员工对医院流程管理文化的认同度
		医院文化与流程管理的匹配度
		医院流程管理文化氛围
	知识管理	医院流程管理知识库的完备程度
		医院流程管理中知识的整合程度
		医院流程管理中知识的转移程度
		医院流程管理中知识的共享程度
		医院流程管理中知识的创新程度
	人力资源管理	员工对医院流程管理的认可度
		员工的知识和技能
		员工的招募与培训次数及经费投入力度
		员工的薪酬与绩效设置的合理程度
		医院流程管理的经验交流与分享次数
		医院对流程管理的控制程度
	IT 管理	医院流程管理信息化程度
		IT 系统与医院流程管理匹配度
		IT 系统流程管理模块投入经费力度
		员工流程管理 IT 化能力
	社会大众满意度管理	社会大众在医院流程管理中的中心度
		社会大众对医院流程管理的参与度
		社会大众对医院流程管理的满意度
		实施流程管理后社会大众保持度

资料来源：笔者整理。

（1）一级指标"战略管理"下的二级指标分别是战略与医院流程管理

匹配度、战略对医院流程管理的推动力度和医院管理层对医院流程管理的支撑度。具体含义如下：①战略与医院流程管理匹配度。该项指标是指医院流程管理与医院目标的关联程度，即战略和流程管理活动是否集成形成共生关系，流程管理的重点是否取决于当前的战略，流程管理活动和指标是否有助于决策者跟踪目标进展并确定在何处进行战略变革。理想表现为针对发展战略，医院能使流程管理充分为组织战略服务。②战略对医院流程管理的推动力度。该项指标主要反映医院流程优化变革能够通过战略目标来支撑流程优化或变革目标的达成，从而将战略直接落实到医院流程上的力度。理想表现为医院已经明确发展战略，并制定了落实到医院流程的实施策略。③医院管理层对医院流程管理的支撑度。该项指标是指医院管理层制定完备的流程管理规则，并且以身作则严格执行医院流程管理相关规定，督促全体医院员工实施流程管理的程度。理想表现为医院管理层认识到流程管理对于组织的重要性，并以实际行动督促全体成员按照相关规则实施流程管理。

（2）一级指标"文化"下的二级指标分别是员工对医院流程管理文化的认同度、医院文化与流程管理的匹配度和医院流程管理文化氛围。具体含义如下：①员工对医院流程管理文化的认同度。该项指标是指医院相关工作人员主动接受对医院进行的流程管理改革、主动参与医院流程管理、自觉遵守流程管理规范制度的程度。理想表现为医院相关工作人员对医院流程管理非常认可。②医院文化与流程管理的匹配度。该项指标是指医院流程管理与原有医院文化的契合程度。理想表现为医院流程管理的中心高度符合医院文化以社会大众为服务中心的主旨。③医院流程管理文化氛围。该项指标主要反映医院流程管理是否具有明确的概念，使之深入人心，这种氛围以其潜在运动形态使医院全体成员受到感染，体验到医院对流程管理的追求，因而产生思想升华和自觉意愿。理想表现为医院所有部门均基于对未来工作预期，积极进行流程管理。

（3）一级指标"知识管理"下的二级指标分别是医院流程管理知识库的完备程度、医院流程管理中知识的整合程度、医院流程管理中知识的转移程度、医院流程管理中知识的共享程度和医院流程管理中知识的创新程度。具体含义如下：①医院流程管理知识库的完备程度。该项指标是指在医院流程管理过程中，用于存储形成的理论知识及经验的知识库的完备程度。理想表现为医院有完备的知识储备中心或知识库，用于存储个体在流程管理过程中形成的知识及经验。②医院流程管理中知识的整合程度。该项指标指医院流程管理中通过内部、外部渠道多方面、分权重、分阶段地收集整理流程管理相关知识经验的程度。理想表现为医院对于流程管理过程中的知识经验有统一的途径和方法进行整合。③医院流程管理中知识的转移程度。该项指标指医院在流程管理过程中，将医院流程管理知识经验从理论层面转移至实践层面，有效解决实际问题的程度。理想表现为医院流程管理的相关理论知识与经验可以较大程度地转移到实际问题的解决中。④医院流程管理中知识的共享程度。该项指标是指医院相关工作人员从组织知识库学习通过组织平台彼此之间相互交流而使医院流程管理相关知识经验由个人经验扩散到组织层面的程度。理想表现为医院相关工作人员可以通过有效的知识共享渠道对流程管理相关知识和经验进行共享。⑤医院流程管理中知识的创新程度。该项指标是指医院相关工作人员在医院流程变化的过程中能够实现原有医院流程管理知识的创新的程度。理想表现为医院的所有部门自觉进行流程管理知识创新，并记录创新过程和结果。

（4）一级指标"人力资源管理"下的二级指标分别是员工对医院流程管理的认可度、员工的知识和技能、员工的招募与培训次数及经费投入力度、员工的薪酬与绩效设置的合理程度、医院流程管理的经验交流与分享次数、医院对流程管理的控制程度。具体含义如下：①员工对医院流程管理的认可度。该项指标是指医院相关工作人员了解医院流程管理的作用机理、了解与他人协作优化自己涉及的流程的具体要求的程度。理想表现为医院相关工作人员了解流程管理发挥作用的机理，并能够根据需要与他人协作优化自己涉及的流程，使流程管理发挥最大的作用。②员工的知识和技能。该项指标主要反映医院相关工作人员具备流程管理知识和技能的程度。理想表现为医院相关工作人员具备良好的流程管理知识和技能，能够在部门内部或各部门间熟练地运用这些知识和技能。③员工的招募与培训次数及经费投入力度。该项指标是指医院相关工作人员的招募与培训及经费投入的力度强弱。理想表现为在对成员进行多次招募和培训时，人力资源部门能够注意对成员在医院流程管理方面的要求，并会主动询问用人部门在流程管理方面的需求。④员工的薪酬与绩效设置的合理程度。该项指标主要反映医院相关工作人员的薪酬与绩效设置的合理程度。理想表现为组织成员的薪酬和绩效在个人的基础上，与部门的工作流程过程和结果挂钩。⑤医院流程管理的经验交流与分享次数。该项指标主要反映在医院流程管理过程中相关流程管理的经验、知识等在医院各部门之间的分享交流程度。理想表现为医院以流程管理经验分享为主题多次召开经验分享大会并且对经验与能力进行复制、推广、培训。⑥医院对流程管理的控制程度。该项指标是指医院对于流程管理的整体把控程度。理想表现为医院设立专门的部门对流程管理进行全面的管理控制。

（5）一级指标"IT 管理"下的二级指标分别是医院流程管理信息化程度、IT 系统与医院流程管理匹配度、IT 系统流程管理模块投入经费力度、员工流程管理 IT 化能力。具体含义如下：①医院流程管理信息化程度。该项指标是指医院流程管理中的信息技术的普及程度。理想表现为医院可以较大程度利用信息系统作为工具，保障流程管理得以顺利执行。②IT 系统与医院流程管理匹配度。该项指标是指对医院的 IT 系统流程进行适配性规划，在流程实施过程中 IT 系统与流程管理的匹配程度。理想表现为医院 IT 系统的规划与流程管理无缝结合。③IT 系统流程管理模块投入经费力度。该项指标是指医院对于流程管理相关 IT 系统的建设投入经费的力度。理想表现为 IT 流程系统的经费占据的运营费用比例处于合适状态。④员工流程管理 IT 化能力。该项指标指医院相关工作人员流程管理的 IT 系统的熟练程度。理想表现为医院相关工作人员可以较为熟练使用相关 IT 系统，与流程管理活动良好地整合。

（6）一级指标"社会大众满意度管理"下的二级指标分别是社会大众在医院流程管理中的中心度、社会大众对医院流程管理的参与度、社会大众对医院流程管理的满意度、实施流程管理后社会大众保持度。具体含义如下：①社会大众在医院流程管理中的中心度。该项指标是指医院的相关工作人员认识到通过医院流程管理更好地为社会大众服务，社会大众在医院流程管理中的核心地位的程度。理想表现为医院的相关工作人员坚持以社会大众为中心进行流程管理。②社会大众对医院流程管理的参与度。该项指标是指社会大众参与到医院流程管理，包括流程的设计、应用和改进等活动的程度。理想表现为医院在流程管理过程中主动考虑社会大众的需求，使得社会大众的需求对流程管理与改革产生直接影响。③社会大众对医院流程管理的满意度。该项指标是指社会大众对现有医院相关流程的满意度。理想表现为社会大众非常满意医院现有的相关流程，在遇到问题时，也会以协助的态度帮助医院改进问题。④实施流程管理后社会大众保持度。该项指标是指在进行医院流程管理后社会大众继续选择该医院提供医疗健康服务的保持程度。理想表现为社会大众对该医院保持良好的印象并愿意该医院持续提供医疗健康服务。

三、构建医院流程成熟度评估模型

(一) 评估模型框架

在确定医院流程成熟度评估指标体系后，需要构建成熟度评估结果的评估模型框架。要想得到精确的评估结果，需要根据指标体系选择合适的方法确定指标权重，专家进行评估，通过选择的成熟度方法进行成熟度计算，最终得到医院流程成熟度。

评估模型框架构建流程如图 6-4 所示。

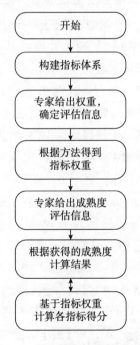

图 6-4 评估模型框架构建流程

资料来源：笔者整理。

1. 指标权重

为了得到最终医院流程成熟度的评估数值，根据构建的医院流程成熟度模型中含有的指标，需要进一步计算得到指标的权重。目前，确定指标权重的方法有很多，主要分为以下四种：①综合评分法指通过选择对不同的决策方案影响都比较大的经济技术指标，根据在整个方案中所处的地位和重要性，确定各个指标的权重，再对各个方案的指标进行评分，最后根据权重进行加权计算得出总分数，以总分数的高低选择决策方案的方法。②比较分析法是将不同的方案所反映的经营目标实现程度的指标数值进行对比，从中选出最优方案的一种方法。③名义群体法是指在决策过程中对群体成员的讨论或人际沟通加以限制，确定主题之后进行会议，群体成员全部出席会议，首先进行个体决策，独立地写下对问题的看法，然后将自己的想法提交给集体，并向大家说明自己的想法。④德尔菲法是采用匿名的方式，通过几轮函询来征求专家的意见，组织预测小组对每一轮的意见进行汇总整理后，作为参考再发给各位专家，供他们分析判断并提出新的论证。在经过几轮反复后，专家意见趋于一致，最后供决策者进行最后的决策。因为医院流程管理的复杂性和医院流程成熟度的精确度要求，我们需要兼顾准确性和计算过程复杂程度。经过综合考虑最优—最劣方法适合本次指标权重确定，最优—最劣方法（Best-Worst Method，BWM）（Rezaei，2015）于2015年在经典的层次分析法（Analytic Hierarchy Process，AHP）（Saaty，1977）的基础上被提出，BWM所需的比较次数少于AHP方法所需的比较次数。因为BWM根据成对比较向量得出指标的权重，而AHP则需要形成两两比较矩阵。对于n个指标，BWM需要进行$2n-3$次比较，而AHP则需要进行$n(n-1)/2$次比较，随着指标个数n的增加，$n(n-1)/2$呈指数形式上升，远远大于BWM所需的$2n-3$次比较。此外，在BWM的结构化比较过程中，仅使用整数，即$1\sim9$的标度进行比较，而在AHP方法中，使用的是$1/9\sim9$的标度。相比之下，BWM避免了倒数的运算。从这一点来讲，BWM中对指标进行两两比较的复杂性再次降低。此外，用整数来进行偏好评价更符合评价者的感知、认知及评价习惯，这会使评估过程变得更加容易。BWM略去了非参考（最优/最劣）指标之间的比较，有效地降低了由于信息不一致导致二次评估的概率，相较于AHP在保持成对比较的一致性方面具有更优的性能，这也保证了BWM得出的结果比AHP方法得出的结果更可靠（徐舟，2020）。因此，本书采用BWM

计算成熟度模型中的指标权重。

2. 流程成熟度

根据前文提出的医院流程成熟度评估方法框架，为了能够对不同的医院流程成熟度进行评估，在确定了不同评估指标的权重后，我们需要根据每个指标的评估值进行整合，得到医院流程成熟度的数值。在这方面的研究中，已经存在许多有效的方法，其中有层次分析法、熵权法和投影寻踪法等。层次分析法适用于主观数据评价，通常比较常见的是专家打分，专家打分首先需要构建重要性量表，收集多位专家的打分矩阵，再通过几何平均法等得到最终的打分矩阵。层次分析法的步骤：构建层次结构模型→构建判断矩阵→一致性检验→计算各元素对目标层的合成权重。熵权法用于客观数据分析，其步骤如下：原始数据矩阵→标准化处理→计算指标占评价指标的权重→求出信息熵→确定各指标权重。尽管评估方法众多，但选择评估方法，需要考虑到医院流程管理的评估需求。根据医院流程管理成熟度等需求，需要对多因素进行评估，而且需要得到精确的数据结果进行综合对比，逼近理想解排序法可以在满足医院流程成熟度的需求上，得到精确的数学结果。

Hwang 和 Yoon 在 1981 年提出了逼近理想解排序法（Technique for Order Preference by Similarity to Ideal Solution，TOPSIS）（Tzeng and Huang，2011），该方法原本是有限方案多目标评估决策的综合评价方法之一，它对原始数据进行同趋势和归一化的处理后，消除了不同指标量纲的影响，并能充分利用原始数据的信息，所以能够充分反映各方案之间的差距，客观真实地反映实际情况，具有真实、直观、可靠性的优点，而且对样本资料无特殊要求。这种方法的中心思想在于，首先确定各项指标的正理想解和负理想解。其中，正理想解是设想的最优值，即最优方案，与其他各候选方案相比，该方案在各个指标下的表现均达到最优状态。然而负理想解是设想的最差解，即最差方案，与其他各候选方案相比，该方案在各个指标下的表现均达到最差状态。在假设出最优方案和最劣方案的状态之后，求出各个方案与正理想解、负理想解之间的欧式距离，由此得出各方案与最优方案的接近程度，作为评价选择方案优劣的标准。

（二）指标权重的确定

根据指标权重确定方法，BWM 的具体计算步骤如下（Rezaei，2015）：

步骤 1：确定评估指标。

采用本章构建的指标体系，并针对 n 个主要指标将其表示为 $\{c_1, c_2, \cdots, c_n\}$。

步骤 2：分别确定主要指标和子指标中的最佳指标 c_B 和最差指标 c_W。

步骤 3：接下来，以 1~9 的等级给出最佳指标相对于其他指标的优先级。1~9 的等级决定了最佳指标相对于所有其他指标的偏好。最佳指标优于其他指标的向量可以表示为：$A_B = (a_{B_1}, a_{B_2}, \cdots, a_{B_n})$，其中 a_{B_j} 代表最佳指标 c_B 对其他任何指标 c_j 的优先级。在这种情况下，$a_{BB} = 1$。

步骤 4：类似地，使用 1~9 的比例，确定所有其他指标对最差指标的优先级。其他指标优于最差指标的向量可以表示为：$A_W = (a_{1W}, a_{2W}, \cdots, a_{nW})^T$，其中 a_{jW} 代表其他任何指标 c_j 对最差指标 c_W 的优先级。在这种情况下，$a_{WW} = 1$。

步骤 5：优化所有指标的权重（$w_1^*, w_2^*, \cdots, w_n^*$）。

该步骤的目的是计算指标的权重，以便把以下集合 $\{|w_B - a_{Bj}w_j|, |w_j - a_{jW}w_W|\}$ 的所有 j 的最大绝对差最小化。可以建立以下极大极小模型：

$$\text{Min Max}\{|w_B - a_{Bj}w_j|, |w_j - a_{jW}w_W|\}$$

M1：
$$\text{s. t.} \quad \sum_j w_j = 1$$

$$w_j \geq 0, \text{ for all } j$$

上面讨论的模型 M1 可以用线性模型的形式解决如下：

$$\min \xi$$

$$\text{s. t.} \quad |-a_{Bj}| \leq \xi, \text{ for all } j$$

M2：
$$|-a_{jW}| \leq \xi, \text{ for all } j$$

$$\sum_j w_j = 1$$

$$w_j \geq 0, \text{ for all } j$$

计算上述模型 M2 可以得到最优权重（$w_1^*, w_2^*, \cdots, w_n^*$）和最优值 ξ^*。

步骤 6：计算一致性比，比值越接近 0，一致性越高。

针对不同的 $a_{BW} \in \{1, 2, \cdots, 9\}$，可以计算得到不同的最大可能 ξ（maxξ）。使用这些最大值作为一致性指标（见表6-8）。

表6-8　一致性指标

a_{BW}	1	2	3	4	5	6	7	8	9
一致性指标（maxξ）	0.00	0.44	1.00	1.63	2.30	3.00	3.73	4.47	5.23

使用 ξ^* 和对应的一致性指标计算一致性比：

$$Consistency\ Ratio = \xi^* / (Consistency\ Index) \tag{6-1}$$

（三）医院流程成熟度计算

根据成熟度计算方法选择，具体步骤如下所示：

假设有 m 个备选方案 $D = \{d_1, d_2, \cdots, d_m\}$ 和 n 个指标 $C = \{c_1, c_2, \cdots, c_n\}$，TOPSIS 的具体步骤如下：

步骤1：建立初始评估矩阵 D'。

把备选方案的指标的原始数据进行向量标化处理（如对低优指标用倒数法转化为高优指标）得到初始评估矩阵。

$$D' = (d'_{ij})_{m \times n} = \begin{pmatrix} d'_{11} & \cdots & d'_{1n} \\ \vdots & \ddots & \vdots \\ d'_{m1} & \cdots & d'_{mn} \end{pmatrix}$$

有些指标的数值越大越好，我们称为高优指标，而有些指标数值越小越好，我们称为低优指标，为了方便统一计算，低优指标要经过标准化处理变成高优指标。其中，d'_{ij} 是第 i 个备选方案的第 j 个指标的值；i = 1, 2, $\cdots$, m；j = 1, 2, $\cdots$, n。

步骤2：对初始评估矩阵 D' 标准化处理，得到归一评估矩阵 E。

考虑到不同的指标有不同的单位和数量，为避免数值差异并保证数学兼容性，初始评估矩阵需要进行标准化处理，具体做法是初始评估矩阵的每个值分别除以相应的每列数据的平方和的平方根，如式（6-2）所示。

$$e_{ij} = d'_{ij} \Big/ \sqrt{\sum d'^2_{ij}} \tag{6-2}$$

其中，e_{ij} 是第 i 个备选方案的第 j 个指标的归一化值。

经过标准化处理，得到归一化评估矩阵 $E = (E_{ij})_{m \times n} = \begin{pmatrix} e_{11} & \cdots & e_{1n} \\ \vdots & \ddots & \vdots \\ e_{m1} & \cdots & e_{mn} \end{pmatrix}$。

步骤 3：构建加权归一评估矩阵 F。

采用方法框架第一阶段确定的指标权重的值分别乘以对应的归一评估矩阵每列的值得到加权归一评估矩阵，如式（6-3）所示。

$$F = (f_{ij})_{m \times n} = \begin{pmatrix} w_1 \times e_{11} & \cdots & w_n \times e_{1n} \\ \vdots & \ddots & \vdots \\ w_1 \times e_{m1} & \cdots & w_n \times e_{mn} \end{pmatrix} \tag{6-3}$$

其中，f_{ij} 表示第 j 个备选方案的第 i 个指标的加权归一值。

步骤 4：根据加权归一评估矩阵 F 得到最优点集 F^+ 和最劣点集 F^-。

把矩阵 F 每列的最大值和最小值选出来，所有最大值构成最优点集 F^+，所有最小值构成最劣点集 F^-。

$$\begin{cases} F^+ = (f_j^+) = \left\{ \max_i f_{ij} \,\middle|\, j = 1, 2, \cdots, n \right\} \\ F^- = (f_j^-) = \left\{ \min_i f_{ij} \,\middle|\, j = 1, 2, \cdots, n \right\} \end{cases} \tag{6-4}$$

步骤 5：计算每个备选方案到最优点和最劣点的距离。

本书采用欧式距离计算备选方案到最优点和最劣点的距离：

$$\begin{cases} G_i^+ = \sqrt{\sum_{j=1}^{n} (f_{ij} - f_j^+)^2} \\ G_i^- = \sqrt{\sum_{j=1}^{n} (f_{ij} - f_j^-)^2} \end{cases} \tag{6-5}$$

其中，G_i^+ 表示备选方案 i 到最优点的距离，G_i^- 表示备选方案 i 到最劣点的距离。

步骤 6：计算相对理想解。

相对理想解就是距离最优点近同时距离最劣点远的值，可由式（6-6）计算：

$$CC_i = (G_i^-) / (G_i^+ + G_i^-) \qquad (6-6)$$

CC_i 表示第 i 个备选方案的相对理想解。

步骤7：对备选方案排序。

根据 CC_i 的值对备选方案排序，CC_i 值最大或最小的备选方案即为最优方案。

在本章中考虑到是对某医院流程管理成熟度进行评估，我们将原始方法中所需要的最优方案和最劣方案的状态规定为"最理想方案"（在所有指标下表现均为最优）和"最不理想方案"（在所有指标下表现均为最劣）的状态。之后，沿用 TOPSIS 的计算方法，将得到的各方案与最理想方案的接近程度作为医院流程成熟度的数值，计算步骤为：

步骤1：针对某医院 i 的流程管理情况，依据本章建立的医院流程管理成熟度评估指标体系，对该医院流程管理成熟度进行评价，建立初始评估矩阵 D_i'。将备选方案的指标的原始数据进行向量标化处理（如对低优指标用倒数法转化为高优指标）得到初始评估矩阵 $D_i' = (d_{ij}')_{1 \times n} = (d_{i1}', d_{i2}', \cdots, d_{in}')$（在本章我们规定打分的范围为0~1）。

有些指标的数值越大越好，我们称为高优指标，而有些指标数值越小越好，我们称为低优指标，为了方便统一计算，低优指标要经过标准化处理变成高优指标。其中，d_{ij}' 是某医院 i 的流程管理成熟度在第 j 个指标的评估值；$j = 1, 2, \cdots, n$。

步骤2：对初始评估矩阵 D_i' 标准化处理，得到归一评估矩阵 E_i。

考虑到不同的指标有不同的单位和数量，为避免数值差异并保证数学兼容性，初始评估矩阵需要进行标准化处理，具体做法是初始评估矩阵的每个值分别除以相应的每列数据的平方和的平方根。

$$e_{ij} = d_{ij}' \bigg/ \sqrt{\sum_{i=1}^{m} d_{ij}'^2} \qquad (6-7)$$

其中，e_{ij} 是某医院 i 的流程管理成熟度在第 j 个指标下的归一化值。

经过标准化处理，得到归一化评估矩阵 $e_i = (e_{ij})_{1 \times n} = (e_{i1}, e_{i2}, \cdots, e_{in})$。

步骤3：构建加权归一评估矩阵 F_i。

在归一化评估值的基础上，通过将指标权重的值分别乘以对应的归一评估值，计算得到加权归一评估矩阵：

$$F_i = (f_{ij})_{1 \times n} = (w_1 \times e_{i1}, w_2 \times e_{i2}, \cdots, w_n \times e_{in}) = (f_{i1}, f_{i2}, \cdots, f_{in}) \qquad (6-8)$$

其中，f_{ij}表示某医院 i 的流程管理成熟度在第 j 个指标下的加权归一值。

步骤4：建立"最理想方案"集 F^+ 和"最不理想方案"集 F^-。

$$\begin{cases} F^+ = (f_j^+) = \{f_j = 1 \times \omega_j \mid j = 1,2,\cdots,n\} \\ F^- = (f_j^-) = \{f_j = 0 \mid j = 1,2,\cdots,n\} \end{cases} \quad (6\text{-}9)$$

步骤5：计算某医院 i 的流程管理成熟度加权归一评估矩阵与"最理想方案"集 F^+ 和"最不理想方案"集 F^- 的距离。

本书采用欧式距离计算：

$$\begin{cases} G_i^+ = \sqrt{\sum_{j=1}^{n} (f_{ij} - f_j^+)^2} \\ G_i^- = \sqrt{\sum_{j=1}^{n} (f_{ij} - f_j^-)^2} \end{cases} \quad (6\text{-}10)$$

其中，G_i^+ 表示某医院 i 的流程管理成熟度加权归一评估矩阵到"最理想方案"的距离，G_i^- 表示某医院 i 的流程管理成熟度加权归一评估矩阵到"最不理想方案"的距离。

步骤6：计算流程成熟度。

流程成熟度可由式（6-11）计算：

$$MD_i = (G_i^-) / (G_i^+ + G_i^-) \quad (6\text{-}11)$$

其中，MD_i 表示某医院 i 的流程管理成熟度，一般来说，该值越大，说明流程成熟度越高。

四、医院流程成熟度评估模型应用

本案例邀请了相关专家对成都市三级甲等医院 A 医院流程成熟度进行评价，评价以问卷方式进行，问卷主要收集医院流程管理成熟度评估指标体系中指标的相关重要程度以及 A 医院的流程管理在各指标下的表现得分。之后，根据所得数据，计算得出各指标权重及 A 医院流程管理成熟度。

（一）指标权重计算

采用本章构建的指标体系，并针对 6 个主要指标战略管理、文化、知识管理、人力资源管理、IT 管理与社会大众满意度管理，将其表示为 $\{c_1,c_2,\cdots,c_6\}$。根据专家意见，选取文化（c_2）为最佳指标，知识管理（c_6）为最差指标。然后分别将最佳指标与其他指标，以及其他指标与最差指标进行比较，获得关键程度的原始评价信息。

最佳指标优于其他指标的向量可以表示为：$A_B=(2,1,8,6,7,4)^T$。

其他指标优于最差指标的向量可以表示为：$A_W=(7,8,1,3,2,5)^T$。

基于优化模型及上述结果可建立如下求解模型：

$$\min \xi$$

s. t.

$$|w_2-2\times w_1| \leqslant \xi$$

$$|w_2-8\times w_3| \leqslant \xi$$

$$|w_2-6\times w_4| \leqslant \xi$$

$$|w_2-7\times w_5| \leqslant \xi$$

$$|w_2-4\times w_6| \leqslant \xi$$

$$|w_1-7\times w_3| \leqslant \xi$$

$$|w_4-3\times w_3| \leqslant \xi$$

$$|w_5-2\times w_3| \leqslant \xi$$

$$|w_6-5\times w_3| \leqslant \xi$$

$$\sum_{j=1}^{6} w_j=1, \quad w_j \geqslant 0$$

使用 LINGO 软件可求得各指标权重为 $w_j=(0.25,0.42,0.04,0.09,0.07,0.13)^T$，$\eta=0.08$。基于表 6-8 与式（6-1），可得出其一致性比率为 0.01。

同样地，我们还可以使用这种方法分别确定每个一级指标下的二级指标权重，从而可以获得各指标的全局权重，结果如表 6-9 所示。

表 6-9 指标权重值

一级指标	一级指标权重	二级指标	二级指标权重	一致性比率	全局权重
c_1	0.25	c_{11}	0.14	0.00	0.035
		c_{12}	0.29		0.073
		c_{13}	0.57		0.142
c_2	0.42	c_{21}	0.57	0.00	0.239
		c_{22}	0.14		0.059
		c_{23}	0.29		0.122
c_3	0.04	c_{31}	0.06	0.03	0.002
		c_{32}	0.12		0.005
		c_{33}	0.43		0.017
		c_{34}	0.16		0.007
		c_{35}	0.23		0.009
c_4	0.09	c_{41}	0.38	0.05	0.034
		c_{42}	0.09		0.009
		c_{43}	0.11		0.010
		c_{44}	0.22		0.020
		c_{45}	0.05		0.004
		c_{46}	0.15		0.013
c_5	0.07	c_{51}	0.27	0.03	0.019
		c_{52}	0.51		0.036
		c_{53}	0.08		0.005
		c_{54}	0.14		0.010
c_6	0.13	c_{61}	0.14	0.03	0.018
		c_{62}	0.08		0.011
		c_{63}	0.27		0.035
		c_{64}	0.51		0.066

资料来源：笔者整理。

通过各级指标权重计算结果可以得出，在六个一级指标中，文化所占权重最高，为0.42，其次是战略管理，其权重为0.25，说明文化和战略管理对医院流程管理成熟度影响较大。知识管理的影响最小，仅为0.04。在所有二级指标中，员工对医院流程管理文化的认同度和医院管理层对医院流程管理的支撑度所占全局权重较高，分别为0.239和0.142，说明其对医院流程管理成熟度影响较大。医院流程管理知识库的完备程度占比仅为0.002，说明其对医院流程管理成熟度的影响较为微弱。

（二）基于 TOPSIS 法的医院流程成熟度计算

根据问卷的结果，专家对某医院的流程成熟度在各个指标下的表现进行了打分，打分范围为0~1，其中分值越大，在该指标下表现越好，专家打分结果如表6-10所示。

表6-10　专家打分结果

目标层	一级指标	二级指标	评分结果
医院流程管理成熟度	战略管理	战略与医院流程管理匹配度	0.1
		战略对医院流程管理的推动力度	0.1
		医院管理层对医院流程管理的支撑度	0.5
	文化	员工对医院流程管理文化的认同度	0.4
		医院文化与流程管理的匹配度	0.1
		医院流程管理文化氛围	0.2
	知识管理	医院流程管理知识库的完备程度	0.1
		医院流程管理中知识的整合程度	0.1
		医院流程管理中知识的转移程度	0.4
		医院流程管理中知识的共享程度	0.3
		医院流程管理中知识的创新程度	0.2
	人力资源管理	员工对医院流程管理的认可度	0.5
		员工的知识和技能	0.2
		员工的招募与培训次数及经费投入力度	0
		员工的薪酬与绩效设置的合理程度	0
		医院流程管理的经验交流与分享次数	0.2
		医院对流程管理的控制程度	0.2

续表

目标层	一级指标	二级指标	评分结果
医院流程管理成熟度	IT 管理	医院流程管理信息化程度	0.7
		IT 系统与医院流程管理匹配度	0.6
		IT 系统流程管理模块投入经费力度	0.1
		员工流程管理 IT 化能力	0.5
	社会大众满意度管理	社会大众在医院流程管理中的中心度	0.3
		社会大众对医院流程管理的参与度	0.1
		社会大众对医院流程管理的满意度	0.3
		实施流程管理后社会大众保持度	0.2

资料来源：笔者整理。

之后，根据式（6-8）可以得到对应的加权归一化矩阵，如表6-11所示。

表6-11　加权归一化结果

f_{i1}	f_{i2}	f_{i3}	f_{i4}	f_{i5}
0.0035	0.0073	0.0710	0.0956	0.0059
f_{i6}	f_{i7}	f_{i8}	f_{i9}	f_{i10}
0.0244	0.0002	0.0005	0.0068	0.0021
f_{i11}	f_{i12}	f_{i13}	f_{i14}	f_{i15}
0.0018	0.0170	0.0018	0.0000	0.0000
f_{i16}	f_{i17}	f_{i18}	f_{i19}	f_{i20}
0.0008	0.0026	0.0133	0.0216	0.0005
f_{i21}	f_{i22}	f_{i23}	f_{i24}	f_{i25}
0.0050	0.0054	0.0011	0.0105	0.0132

资料来源：笔者整理。

接下来，根据式（6-10）可以得到与"最理想方案"集 F^+ 和"最不理想方案"集 F^- 的距离，G_i^+ 为 0.2199，G_i^- 为 0.1273。因此，最终该医院的流程成熟度可根据式（6-11）计算得到，为 0.3667。可见，该医院的流程成熟度不是很高，仍需要进一步加强流程管理方面的建设。

本章小结

　　流程成熟度是诊断流程管理水平的有效工具。采用流程成熟度工具，可以帮助医院评估其流程成熟的水平、确定成熟度低的流程改善方向、对流程成熟度进行定期追踪。首先，通过回顾分析现有流程成熟度评估指标体系，结合医院流程特点形成指标体系构建思路，由此构建医院流程成熟度评估指标体系。其次，构建医院流程成熟度评估模型，采用 BWM 方法确定指标权重，采用 TOPSIS 方法进行医院流程成熟度评估。最后，以成都市三级甲等医院——A 医院为例，以问卷调查为数据获取方式，对其流程成熟度进行评估，验证所构建模型的可行性，为医院确定流程优化方向提供了有力支撑。

| 第七章 |

医院流程管理体系设计

一、医院全生命周期流程管理体系

　　流程是医院管理体系中的一个维度，要让流程更好地落地，切实提升流程效率，就应当建立与之相匹配的管理体系。医院的活动是以医疗服务业务为中心展开的，所有的管理方法都应当基于医疗服务业务进行设计。目前，全生命周期管理已广泛应用于医疗设备、医院资产、患者就诊服务等不同的医院管理范畴。本章将全生命周期理论运用于流程管理，医院通过对流程的全生命周期管理，形成医院的流程管理体系，最终服务于医院管理发展的全过程，同时构建医院流程管理机制，保障流程体系化运行，促进医院战略落地。

（一）医院流程管理体系研究意义

　　对于任何医院而言，流程是其运营管理的基础。对于三级甲等医院而言，组织架构中各个科室、各个部门的各种业务都具有自己的流程。随着患者需求及医疗技术发展，医院流程会出现变动，这时现行的流程就会给医院的管理带来困难，具体表现在两个方面：一方面，流程的变动会影响相关业务人员的工作效率，同时可能对患者就医效率和质量产生负面影响；另一方面，各科室和部门之间缺乏有效沟通，相关联的业务流程不能实现有效对接，造成业务衔接困难，形成流程堵点。因此，如何让医院流程有效落地是一个值得研究的问题。

　　医院流程是个多层次复杂系统，既具有"人"的因素又包含了复杂高技术，是资金密集和技术密集的产业，对国家经济发展及国民生活至关重要。医院流程管理涉及医院的战略、组织、技术、资源等各个方面（蔡磊，2010）。本书前文已对医院业务架构、流程层构建、活动层构建以及流程成熟度评估等组成医院流程管理的各个结构方面进行了研究，并取得了结果。但是，分散孤立对待各项管理与医疗技术，仅从某一角度来考虑医院流程管理问题，易造成片面性，无法保证医院整体运营效率与医疗质量的优化运行。只有通过对系统不同侧面的描述集成，才能把握流程管理系统的全貌。医院流程是一个复杂系统，流程的分析、设计、实施及评价需通过许多部门共同完成，如果没有科学的标准和严格的原则，将众多层次和若干生命周期阶段的设计、开发和维护管理有效集成起来是十分困难的（王丽姿，2009）。

　　医院流程管理体系研究有助于促进医院从战略管理、运营决策、过程管理等不同层次以及从医院核心流程的设计、分析、实施和评价的不同阶段实现对流程时间、成本、质量与服务的优化，并对其进行全生命周期管理，对于提高医院核心竞争力和医院可持续发展有着积极意义。因此，本章将关注医院全生命周期管理体系设计问题，引用流程管理全生命周期理论，构建医院全生命周期流程管理体系，同时构建医院流程管理机制将医院众多结构层次有效集成，促使流程体系化运行，保障流程有效落地。

（二）全生命周期管理理论

　　产品全生命周期（Product Life-Cycle Management，PLM）最早是在经济管理领域出现的概念，是由 Dean（1950）和 Levirt（1965）为研究市场战略而提出的。在经济领域中产品的全生命周期分为推广、成长、成熟、衰亡等阶段，其划分依据是产品在市场的演化过程。随着产品全生命周期理论的不断发展，20 世纪 80 年代，产品全生命周期开始应用于工程领域，其应用范围也从产品的研制推广到产品的市场拓展与使用及回收阶段，至此产品全生命周期理论真正完善成为覆盖产品的需求分析、概念设计、详细设计、制造、销售服务直至回收全过程的全生命周期概念。

　　CIMData 认为产品全生命周期管理应是一种战略性的业务方法，此方法可支持扩展到企业客户、产品设计和供应链伙伴选择等，从产品概念产生到报废的整个生命周期，它可将人员、流程、业务系统和信息系统集成在一起。IBM 则将全生命周期管理视为一种商业哲理，它代表着产品的数据都应该被生产、销售、设计、回收等各个环节共享，且可以在一个集成的信息平台上对产品全生命周期进行监控与管理。PLM 是一种以产品为核心的商业战略，其应用一系列商业解决方案协同地支持产品信息的生成、管理、分发和使用地域上横跨整个企业和供应链，时间上覆盖从产品的概念设计至报废的全生命周期。产品生命周期管理联盟认为 PLM 是一种概念，将全生命周期管理定义为一种跟踪控制产品全生命周期中相关数据的协同环境。

目前，PLM 逐步发展成熟，管理范围从企业内部的产品开发、制造协作扩展到企业外部与客户、供应商的协作支持、产品的设计、制造、管理、服务等各个环节，强化项目的计划、执行、跟踪和控制，实现设计质量向制造质量、管理质量和服务质量等多目标的转变，经过几十年的发展目前全生命周期管理理论已日趋成熟。在流程管理研究和实践中，学者们逐步将全生命周期理论引入流程管理，跟踪控制管理流程生命周期全过程。流程管理全生命周期定义了一种持续改进业务流程的方法，从设计阶段开始，到优化阶段结束。

（三）流程管理的全生命周期

在企业实施业务流程再造和流程管理实践中，以及人们对业务流程再造和业务流程管理的理论探讨过程中，学者们发现，与产品需经历调研、设计、工艺、制造、销售、维修、报废等多阶段类似，业务流程也具有鲜明的阶段性（车争等，2006；Dimitris et al.，2003）。这些阶段性特点包括识别需求、设计流程、执行并优化流程、流程重组，从流程设计、建模、实施到流程评价和优化等（蒋志清，2002）。因此，学者们逐渐产生了业务流程具有生命周期的概念。Prins 和 Blokdijk（1997）较早使用了业务流程生命周期（Business Process Life Cycle）概念。流程是具有生命周期的，指流程从形成到衰亡具有阶段性和共同规律性的全过程（李旭阳等，2011）。

如何对流程管理的全生命周期进行划分是学者们的关注重点之一。大部分学者从流程设计和管理的角度对流程管理生命周期进行阶段分析。Papazogulou 和 Heuvel（2007）把业务流程分成计划、分析与设计、建立和测试、试运行、实施和监控六个阶段。蒋志清（2002）提出，企业的业务流程是有生命周期的，可以分为识别需求、设计流程、执行并优化流程、流程重组四个阶段。王建仁等（2006）认为，业务流程生命周期是指企业从分析流程现状开始，经过流程设计、建模、实施到流程评价和优化的全过程。将业务流程分为流程分析、流程设计、流程建模、流程实施，以及流程评价和优化五个阶段。车争等（2006）把业务流程的生命周期与产品的生命周期相对应，分为流程设计、流程定义、流程运行、流程挖掘和流程再造等阶段。从流程的设计和管理的角度来分析流程管理生命周期，有利于流程的分析、设计和建模（李旭阳等，2011）。部分学者则从流程本身进行生命周期阶段分析，潘国友和陈荣秋（2003）认为流程的生命周期可以分为产生、成长、成熟和衰退四个阶段。

划分好流程管理的各阶段，学者们开始对各阶段进行绩效评估以便优化重塑流程，获得最佳优化结构。有学者关注流程实施阶段指标监控和评估，Arsanjani等（2015）通过控制与业务流程相关的数据在实施阶段定义流程绩效，Dumas等（2013）关注如何通过提出四个维度定量度量流程性能（时间、成本、质量和灵活性）来评估流程绩效。

结合学者们的研究成果，本书认为完整的流程管理应包括流程建模、流程实施、流程评价和流程改善等几个阶段，它们相互依存、相互联系，共同构成了流程管理的完整生命周期。目前，流程管理生命周期理论已广泛应用于传统产品制造业。产品生命周期理论在医疗器械制造应用方面已较为成熟，但较少有研究关注医院流程管理的全生命周期以构建医院流程管理体系。为有效管理流程实施，促使医院流程有效落地，本书将流程管理生命周期理论扩展到医院流程管理领域。借鉴流程管理的生命周期理论，结合医院流程特点，本书从时间角度将流程管理视为一个全生命周期的过程，医院流程管理的全生命周期可以概括为从患者就医需求开始，进而生成医院内部最初的流程需求管理，经过流程设计、流程初评审、流程修改、流程评审，到流程决策审批、发布、培训、实施，再经过流程监控与评估，对流程进行逐步改进与优化，形成整个医院的体系制度，最终随着医院业务的发展，到流程废止的全过程。

将医院流程管理分为需求分析阶段、流程优化阶段、流程实施阶段、流程评价和持续改进阶段。不同于传统产品制造业的生命周期，医院流程管理是一个循环的过程，每个阶段都作为下一个阶段的输入，四个阶段相互依存、相互联系，共同构成医院流程管理的全生命周期。

（四） 医院流程管理全生命周期各阶段分析

构建流程的长效管理体系，对流程进行全生命周期管理。在医院流程管理生命周期的各个阶段中，既要完成本阶段的特定任务，又要相互衔接，前一阶段为后一阶段准备必要的信息，后一阶段比前一阶段更为具体，需要考虑更多的现实条件。此外，医院在日常流程管理的执行过程中，需要逐渐积累与标准化相关的方法和工具，从而逐步提升流程管理专业化能力。医院流程管理体系阶段分为需求分析阶段、流程优化阶段、流程实施阶段、流程评价和持续改进阶段。

1. 医院流程管理需求分析阶段

医院流程需求分析阶段的主要任务是通过确定流程目标和对评价结果的分析判断流程的改进模式——规范、优化和再造。首先确定医院对流程的目标，根据医院愿景界定现有流程，包括流程涉及的活动、资源。然后结合流程评价结果决定对具体医疗流程进行规范、优化还是再造，着重探讨流程存在的问题和瓶颈。如果现行的具体流程基本符合流程绩效评价的标准，无须进行改进和再造，则只需对该医疗流程进行规范，规范流程所花费的时间最少，风险也最小。

如果现行的具体流程与流程目标和绩效评价的标准相比有一定缺陷，则可通过局部的改善使之达到流程绩效评价的标准，需要改善的流程一般都是主体上没大问题，但是还存在冗余环节的具体流程，只需去除冗余的环节，减少对时间和成本的消耗。这种方式需要花的时间相对较短，风险较小，是目前大多数医院采取的流程管理措施。如果现行的具体流程与流程绩效评价的标准相比有较大差距，则需对其实施彻底再造。这种流程改造方式需要的时间长，风险大，需医院管理者下很大的决心，经周密考虑方可进行。总之，根据医院具体流程的实际状态，采取不同的流程管理手段，使现行流程达到卓越状态。

2. 医院流程管理流程优化阶段

在分析流程需求的基础上，进一步将流程活动具体化，包括：根据医院流程的战略目标及患者需求提出总体流程规划；组建相应的流程团队；有针对性地进行流程设计，并制订实施计划和步骤；进行流程性能分析。为了保持系统的整体性，功能总体设计应采用自上而下的分解原则。无论对流程进行改善还是再造，目的都是使现行医疗流程在时间、质量、成本和服务达到最佳状态，需要选择几种方案，并针对自身的实际情况，选择符合自身发展且较为可行的流程改造方案来实施。

3. 医院流程管理流程实施阶段

实施阶段将遵循自下而上的方法运行，首先实施子过程，由于各子过程之间接口易产生冲突，造成流程系统波动，同时流程的运行是在全组织范围内按照新的流程进行工作，意味着改变组织的运作方式将带来不确定性。因此，流程实施阶段的另一主要工作就是流程控制，流程建立并运行期间要随时记录运行发生的误差并进行相应的调整，确保人员和流程都按照计划运作，并及时解决突发事件。此阶段，在设计模型的基础上，通过定义具体的操作者、资源配置、组织单元及应用软件，形成流程的实施模型，完成由设计到实施的映射。

流程控制是医院流程管理的重要内容之一，与一般的事前或者事后的业务流程分析不同，它是一种对正在运转的医疗流程进行实时诊断的技术，它的基础是对医疗流程关键要素的医疗日志的收集、分析和医疗过程的信息挖掘。例如，临床路径病人住院流程实施中医疗效率的快慢、总住院天数的长短取决于住院过程各个时间段的综合作用。因此，应将住院日各时间段作为质控点，以路径中所确定的各时间段住院日标准作为控制标准，通过住院过程的分阶段控制，促进整体住院流程效率的提高。又如，为了减少住院过程中病人的无益等待时间，促进和保证各时间段住院日达标，必须针对住院流程采取一系列干预措施，包括要求入院前完成所有可在门诊进行的检验/检查，入院当天将所有术前必备的检验/检查开出，对检验/检查预约，手术预约规定时限要求，对所有检验/检查报告规定回报时限要求等。因此，可将其中部分的强制性干预措施完成情况作为质控点，并建立相应的入院标准流程。

4. 医院流程管理流程评价和持续改进阶段

流程的评价即通过一系列的指标，对流程的运行质量进行测评。为了实现对流程的不断优化，必须通过一些指标来评价流程运转的质量，主要的指标有流程质量、效率、成本和患者满意度等。首先，流程评价要确定目前的流程是否提供了医患需求的价值。其次，识别流程中存在的具体不足。最后，进行持续改进，将这些评价结果作为下一个生命周期的流程需求分析的输入，以确定下一个周期流程是否能够通过流程的优化改进或流程再造来完善流程。

（五）构建医院全生命周期流程管理体系

1. 医院流程管理体系建立的前提

建立医院流程管理长效体系的前提是将医院流程管理工作本身流程化。在开展医院流程管理的初期，很多工作是非常偶然的一些需求，如医院管理层提出的需求或者患者提出的需求等。因此医院流程管理工作是随机的，没有成为一个常规的例行工作。在这种情况下，完善的流程管理体系没有建立，可能会给医院带来资源浪费、成本增加等问题。

要使医院的流程体系闭环运作，需要把医院流程管理运作打造成一个自我建立、自我执行、自我检查、自我改善的体系。既然是自我管理的体系，就不能依赖于某个人，而应当依赖于流程，流程管理本身需要体系化。流程管理体系化必须满足以下三个条件。

（1）流程管理体系必须是医院各部门共同参与的。医院流程管理专业人员虽然是所有者，但流程管理要充分将医院各科室、各部门职工调动起来，让他们积极参与，使医院流程管理专业人员与流程所有者、流程执行者共同推动流程管理工作。因为流程管理是所有者的责任，所以要让所有者成为流程管理的主角，而流程管理人员则负责推动流程管理的执行。

（2）流程管理体系要能够面向医院价值链，而不是流程管理工作本身。这要求医院流程管理体系前后对接，向前能够对接流程管理需求部门，向后能够将流程管理的结果传递给接收部门做进一步加工。例如，在对医院采购退货流程进行优化时，管理体系向前要能够接上流程管理部门的需求，如分识现有采购退货流程存在的问题及发现问题产生的原因，发现流程设计的不合理性，发现过程控制的风险等；流程管理体系要向后传递输出，流程管理报告不能停留在流程管理部门，要能传递给需要使用输出的部门去做深加工，如流程管理报告给到医院领导班子作战略发展的参考，给到采购部、财务部等相关职能部门确定如何改变目前流程存在的问题，甚至给到绩效管理部门，将流程管理的问题作为相关人员的绩效评估输入。

（3）流程管理体系要得到医院各部门的认同。一个流程是否会被大家认同，就在于它能否产生价值，能否帮助大家解决问题。流程管理体系得到医院各部门的认同需要一个漫长的过程。只有医院有流程管理相关需求的时候，做相应的工作才会有合适的环境，所以流程管理体系的建立与推广也需要一个过程。

2. 具体实施

从医院的整体战略目标出发，以保障人民群众生命安全为中心，基于医院价值链管理，可运用自上而下、自下而上或自上而下与自下而上相结合的方法，从科室部门内流程设计到跨科室部门流程设计的整合，采用先进的信息化等手段，最终形成医院流程管理体系。自上而下是指从医院整体出发，全面分析医院涉及的各项业务，划分业务板块，再由各相应部门按照全生命周期的步骤进行制度流程的设计；自下而上是指由主要部门牵头，相关科室部门辅助配合，形成从医院各部分到最终整体框架的过程。

首先，进行医院价值链分析梳理。根据医院价值链，确定医院主要业务和辅助业务，形成医院流程管理体系框架。其次，流程诊断与设计。对医院现有业务流程进行流程诊断，判断是否能够满足患者需求，是否符合医院现有业务及发展，是否存在漏洞或不畅环节，是主要流程还是辅助流程；对于流程设计，应从流程的需求分析开始，对于部门内部流程，设计人员进行主要设计，再请部门内部相关人员进行协助，对于跨部门流程，设计人员进行主要设计，再请其他部门人员进行协助。再次，流程优化。经过流程诊断或新建流程，在各部门配合下进行流程的优化，找出症结并完善。最后，流程整合，形成体系。流程经过培训、实施后，对各部门的流程进行整合，不同部门间相关业务使用一套流程，删除冗余流程，使总体流程与各级流程相符。

二、医院流程管理机制

（一）构建医院流程管理机制的意义

医院流程的全生命周期管理，要以保障人民生命健康为中心，以医院发展战略为基础，以系统化、全业务、高效率、可持续为目标，针对医院各项业务，既要符合医院现有业务要求，又要具有一定的前瞻性；既要考虑各科室和部门内部业务开展实际，又要满足跨科室部门业务开展的畅通；既要考虑对内医院的管理，又要考虑对外患者的需求（黄薇和林琦远，2006）。同时，医院全生命周期管理体系所涉及医院各结构部分繁多，相互运作关系复杂。因此，如何将医院流程管理涉及的众多结构集成起来是必须解决的问题。

医院的业务应当以医院战略、文化、价值观为基础，战略只有落到流程上才会被执行，这是医院发展的方向。承接医院的战略、文化、价值观，应当建立以业务为中心的管理模式，医院的所有活动都是基于业务开展的。在确定业务模式后，应当确定医院的组合架构和运作模式，这是业务活动有效进行的基础性内容。医院最后要落实到运作上来，应当建立一套完善的运作流程，确保活动高效持续进行。IT 平台是管理体系落实与固化的手段，通过管理系统使得各项活动更加显性化、便捷化。IT 的灵魂是流程，流程的灵魂是业务，业务的灵魂是战略，高效的 IT 平台不在于 IT 技术，而在于好的管理模式与流程设计（孙勇，2006）。各结构部分相互作用、相互支撑，共同构成流程的全生命周期管理体系。为保障各结构部分有效运作，需要建立医院流程管理机制。

医院流程管理机制就是要解决各级人员对流程管理关注度与重视度的问题，让医院有意愿按流程体系的要求去做，让流程成为医院共同的管理工具，让流程绩效成为医院共同关注的经营目标，保障流程管理体系有效有序运作。医院高层管理者关注是否将战略分解到流程上，流程的框架是否合理，资源配备是否充分，流程绩效是否实现；流程主管部门领导者真正有意愿把流程管好，对流程绩效的提升有强烈的责任感与使命感；职能部门中层管理者真正把流程与职能放在同等重要的地位，在发生冲突的时候能够学会从公司整体去取舍；基层员工能够按流程要求执行到位。如果流程管理机制没有建立起来，那么医院全生命周期流程管理体系就是依靠外力去推动与运行的，这个外力本质是医院当时所处的环境和医院领导班子阶段性的迫切需求与关注度。但这个是不可能持续的，总是会被新的问题取代，一旦外力散去，流程管理体系就会停止运作。因此，医院流程管理机制建立至关重要，是推动流程管理体系化运作的保障。

（二）医院流程管理机制构建

为保障医院流程管理体系化运作，建立医院流程管理机制尤为关键。如何调动医院各层级部门人员对于流程管理的积极性和热情是首先需要解决的问题，构建流程管理动力机制能够激发医院全体职员的积极性和创造力。决策是医院流程管理的基础，医院流程管理决策机制的设计关乎流程一开始的有效性。当流程管理推进到一定程度，部分职工对于流程管理的热情及高层重视度开始下降，需要通过压力机制来提升医院全体职员的流程管理意识。有压力机制，同样需要激励机制，激励机制在人力资源管理过程中的应用价值主要体现在发挥医院职工的主观能动性。如果保留原有的组织架构，将不能适应流程管理推进，流程管理得不到组织架构的支持，也就不会真正有人去负责流程管理。流程管理的组织保障将有力支持流程管理在医院各层级跨科室部门运行。因此，本书将从流程管理动力机制、流程管理决策机制、流程管理压力机制、流程管理激励机制、流程管理的组织保障五个方面组成医院流程管理机制，保障医院流程管理体系有效运行。

1. 流程管理动力机制

医院创新动力机制研究的是推动医院实现创新的不同力量之间的关系机理和运行逻辑。研究医院创新的动力机制，就是要揭示其驱动创新的动力"黑箱"，以便在现实中更好地使用"黑箱"为增强创新效果服务。为此，构建了医院创新的动力机制概念模型。医院创新是指随着现代生物科学、信息科学、材料科学、计算机科学、网络技术等学科的深入发展，医疗专家学者在医疗领域努力拓宽医疗技术，积极推广科研成果、大胆进行技术改造，依托高精尖设备开展新的技术项目，以此提高医疗技术和服务质量、提升解决医学疑难问题和复杂问题的能力、满足患者不断增长的就医需求。医院创新动力意为驱动医院把创新从设想、蓝图变为服务现实的力量。

（1）第一层级动力：外显动力。第一层级动力，主要源于医院所面临的外部环境条件，具有典型的外显属性。极易受到外部环境条件的深刻影响，具有强烈的外显性和易变性，所以称其为外显动力。《关于推动公立医院高质量发展的意见》明确提出，力争通过 5 年努力，将公立医院发展方式从规模扩张转向提质增效,运行模式从粗放管理转向精细化管理,资源配置从注重物质要素转向更加注重人才技术要素。因此,要求医院强化技术创新、模式创新、管理创新、体系创新,加强功能化、人性化、智能化医院建设,奋力开创医院高质量发展新局面。源于国家医改而产生的动力,构成医院创新的一个重要推动力量。

(2)第二层级动力:现实动力。要实现公立医院高质量发展,医院创新是必然选择。推动公立医院高质量发展的核心是创新。医院在实现高质量发展的过程中必须坚持创新。例如,面对医保改革和市场竞争逐步激烈的情况,医院通过不断创新医疗技术降低成本,提升医院经济效益,推进医院高质量发展。同时,关注患者就医痛点和患者需求是医疗服务要做到的,针对提升患者就医效率进行医院业务模式创新,最终提升医疗诊断实施效率。例如,医患沟通场景创新的目的在于提升医生服务过程中的沟通效率与品质,避免投诉纠纷发生的响应;LDR产房检查创新目的在于避免患者跑不同科室进行多项检查,改善患者就医体验,提升患者就医效率,患者需求也促使医院设法在医疗服务业务模式创新上下功夫。因此,基于医院发展和满足患者需求的动力成为医院开展创新的第二层级动力,即现实动力。

(3)第三层级动力:内隐动力。医疗行业事关人民生命健康,具有其自身独特的行业属性。以患者为中心,为广大患者提供高质高效的医疗服务、保障人民生命健康成为医院的使命和责任。这种责任感和使命感不是外在的,而是医院及其职工自觉的内在追求,它将成为促进医院在提供医疗服务时求新创优的强大动力。这种动力是最深层次的,也是最持久且强大的,稳定性也最强。

2. 流程管理决策机制

公立医院决策机制是指公立医院决策组织体系的构成、功能及其相互关系。健全的决策机制是合理有效进行决策的基础和前提;明确决策主体、规范责权利关系、完善组织保证体系是建立健全决策机制的重要内容。

(1)建立健全医院决策机制。

第一,建立医院法人治理结构。公立医院法人治理结构的改革是公立医院改革的重要环节。建立和完善医院法人治理结构,明确所有者和管理者的权责,形成决策、执行、监督互相制衡,有责任、有激励、有约束、有竞争、有活力的机制。医院治理结构是指一组联结并规范医院资本所有者（股东及股东大会）、董事会（股东大会的常设权力机构）、经营者（委托代理契约的受托方）、亚层次的经营者、员工以及其他利益相关者（债权人、顾客、供应商、政府或社会）彼此间权责利关系的制度安排，包括产权制度、决策与督导机制、激励制度、组织结构、董事问责制度等基本内容。规范的医院法人治理结构是以医院法人权益和出资人权益最优化为目标的，是医院法人、院长与员工在相互独立、权责明确的情况下，相互制约、相互配合，对医院出资人财产和法人财产进行有效使用和管理的组织机制和运行机制。

第二，建立健全的规章制度。医院制度是为了维护医院正常的工作秩序，保证医院各项工作正常开展而依照法律、政策等制定的具有内部约束力的文件。医院制度建设是医院精细化管理的一项重要内容，对医院高质量发展起到了积极的推动作用，强化制度建设是提升医疗质量、实现内涵式发展的重要保障。

以医院流程管理制度为例，医院需要建立健全的流程管理的流程与制度，明确做什么，它主要包括流程文件的编制和发布、流程清单的维护，以及流程审计/监控。

首先，流程文件的编制和发布。它需要明确流程文件的结构和标准模板以及相应的文件编码体系、文件名命名规则、描述符号体系等，同时明确不同层级流程从编制到发布的论证评审过程以及编审批权限。需要重点强调的是，为保证流程的权威性，流程文件不宜随意变动或者朝令夕改，因此流程文件编制或者修订的触发条件需要明确，如根据医院战略/业务策略调整、流程审计结果或者医院党委会等触发或者提出，在修订过程中要加强所有流程相关部门的参与与论证，从而保证最终发布的流程文件的权威性和共识性。

其次，流程清单的维护。流程清单是医院所有流程的"花名册"，因此其维护和管理过程也必须标准化。尤其是一级、二级流程清单的调整，涉及医院业务链的发展，需要医院高层参与；同时，流程清单优化的同时相应的流程责任人必须同步更新。

最后，流程审计/监控。流程审计包括自审、互审、外审等，流程审计/监控时需明确不同的审计方式的具体执行过程和参与的责任主体。

第三，完善决策支持系统。现代化医院的管理要求决策必须有数据的支持。各医院对于管理决策的信息需求越来越强烈，涉及行政办公自动化、经济核算、经营决策、绩效评价等诸多方面。加强信息整合贯通，建立基于管理的覆盖全院的统一信息管理平台已是大势所趋。

第四，建立完善考核奖惩机制。制定一套完善的人才升、降、奖、惩制度，让员工有一个合理的、健康的发展轨迹。具体措施如下：第一，采取学历提升的方式进行培养；鼓励参加在职博士、在职硕士继续学习深造；通过外出进修、学术交流、专业业务技能培训等方式进行培养；积极开展继续教育项目，开展创新科研立项等方式进行培养，取得成果，给予一定的奖励；鼓励积极发表论文，并给予相应的奖励；鼓励积极举办各级继续医学教育项目，并给予相应的项目补助等。第二，公开招聘入编。对现有聘用人员中具有副高级及以上职称人员，凡符合高层次人才引进条件的，给予引进纳入编制管理，享受正式在编职工同等待遇。第三，完善民主参与机制。给予高层次人才竞聘中层干部及参与医院决策的机会，提高他们的职业使命感，对高层次人才的重要性给予充分的肯定，极大地鼓舞高层次人才充分发挥才能的积极性。加强与高层次人才的信息沟通共享，提高单位对高层次人才的关注和重视。第四，优化薪酬结构，创新分配形式。公立医院要激发人才的创新性和积极性，必须打破类似"大锅饭"的平均分配主义，让人才创造的价值与回报成正比，体现人才的物超所值。可以根据人才来源和级别，实行协议工资制或目标年薪制。

第五，完善医院决策的监督机制。形成完善的决策监督机制，严格规范决策过程的责权利关系，是不断提高决策水平的有效保障。强化结果导向，以解决实际问题成效、群众评价为着眼点，合理确定医院发展目标任务，根据各类目标任务周期和人员岗位职责，科学合理设置指标，形成一套系统全面、科学规范、便于操作的考核评价体系。充分运用信息化手段，创新检查考核方式，以考核信息化实现考核评价的精准化。在精准考核的基础上抓好考核结果运用，完善闭环监管机制。畅通职工参与决策的渠道，充分发挥职工代表大会民主监督职能，监督决策具体执行情况。

（2）医院管理决策支持系统构建基本思路。计算机技术、网络技术的应用，深刻地影响着医院信息化发展进程。这些信息系统积累了大量决策者关心的基础信息数据，提取和利用这些数据，为医院经营决策提供支持，创新管理模式，提升管理水平，已成为医院信息化建设追求的新目标，医院决策支持系统应运而生。医院决策支持系统就是决策支持系统在医院的应用，为医院决策者提供分析问题、建立模型、模拟决策过程和方案的环境，通过调用各种信息资源和分析工具，帮助医院决策者提高决策的水平和质量。

第一，明确目标。医院决策支持系统的实施涉及组织结构、工作流程、技术能力等方面面，不仅是技术问题，还是思想认识、管理理念的问题，因此，系统的构建必须建立在全院人员达成共识的基础上。医院高层领导必须全力支持，一方面是人力、财力和物力的支持；另一方面要搞好教育宣讲，营造良好的氛围，最大限度获得全院人员思想上的支持和认同。从医院管理运营的角度看，决策分为三个层次：核心决策、一般管理决策和业务分析决策，即领导层决策、职能部门管理决策、医务人员业务决策。各自角色定位的不同，对决策支持系统的需求也会有所不同。实施方案要针对不同需求，确定不同目标。核心决策需要全面多视角地统计、分析数据信息，为一些前瞻性、方向性的决策提供支持，如医院经济指标的设定、重点学科业务的开展、医院建设、大型诊疗设备的引进、医院社会效益的提升等，对这类决策的支持，是最能体现系统价值的，也是最难以实现的。一般管理决策需要多视角地统计、对比数据信息，结合管理指标为一些规范性、时效性的管理决策提供支持，如病案统计、经济核算、质量控制等业务指标的达成等，对这类决策的支持，由于边界明确、指标量化，许多的开发工具也都给予了较好的支持，较容易实现。医务人员业务决策需要局部多视角地统计、分析数据，为一些知识性、专业性的决策提供支持，如单病种人员在地区、年龄、职业、性别等的分布状况以及治疗方案的确定等。对这类决策的支持，仅仅依赖统计、分析数据信息难以提供很好的决策支持，还需要相关知识库、专家系统等共同完成。

第二，合理规划。决策支持系统是建立在医院各类管理系统之上，将各类业务系统采集的基础数据加以整合，然后进行统计汇总分析，因此必须科学规划，合理布局，正确处理与现有系统的关系，在保证现有系统运行稳定的前提下构建系统。规划方案的拟定要坚持前瞻性、可行性、多样性、层次性、创新性等原则，对核心决策需求支持一次无法完成的，可分阶段实现；系统暂时无法实现的，暂不做，但留出接口；有一定技术困难的，结合需求的紧迫度，考虑折中方案，选择平衡。

第三，资源整合。医院决策支持系统的实施必须依靠一支优秀高效的团队，必须摸清医院信息资源环境，因此必须对医院现有人力资源状况、信息资源基础状况进行科学评估，进一步整合人力资源、信息资源，以此提高实施方案的针对性、操作性。实施决策支持系统既需要实施人员具备较高的组织协调能力，又需要系统研发方面的专业技术人才，构建时，要对照系统实施要求，及时做出调整，一方面可通过加强自身培训，提高专业技术能力；另一方面可邀请专业研发机构共同参与实施。信息资源基础状况的重要依据之一是信息标准化实施程度。医院应用的系统较多且分散，如果系统之间不兼容，信息标准化程度低，决策支持系统就不能有效提取数据，更谈不上分析数据。针对这一情况，必须进行信息标准化建设，强化集成，为系统实施扫清技术障碍。

第四，持续改进。建立决策支持系统是一个浩繁的系统工程项目，不能短时完善，多分析比较，把握需求，才能让其发挥应有的作用。决策支持系统应突出重点，强化对核心需求的支持，体现管理者意志，体现医院自身特色，避免落入"为信息化而信息化"的怪圈。随着信息技术的加速发展，新的管理思想和模式将会涌现，因此，医院决策支持系统需要紧跟管理思想和模式的发展，持续改进，不断更新模块、升级系统，以便更好地为医院管理服务。

3. 流程管理压力机制

医疗行业的职业特点是以病人为服务的对象，以人的生命为服务的结果，这种职业的高风险、高技术、高付出等都决定了医护人员的高压力状态。由于医疗工作的高风险性、不确定性和信息的不对称性，医护人员面临更大的压力。此外，个体工作绩效与工作压力程度密切相关。

斯蒂芬·罗宾斯提出的倒 U 型理论认为，压力感低于中等水平时有助于刺激机体，增强机体的反应能力，这时候，个体的工作会做得更好，并且个体也更具有工作热情。当工作压力过小或过大时，工作效率都较低。压力较小时，人处于松懈状态之中，效率自然不高。当压力逐渐增大时，压力成为一种动力，它会激励人们努力工作，效率将逐步提高。当压力等于人的最大承受能力时，人的效率达到最大值，但当压力超过了人的最大承受能力之后，压力就成为阻力，效率也就随之降低。因此，压力对工作效率的影响要一分为二地看待。我们应找到这个最佳点，并以此为标准，当压力较小时应适当增加压力，当压力较大时应缓解压力。

因此，着眼压力传导产生的激励效应，要想积极发挥正向激励作用，理应在组织中构建一种"激励型"压力传导机制。首先，应该科学甄别组织成员的抗压能力，既要正确认识成员的工作能力，又要考虑其心理接受状况。其次，根据成员实际条件，在组织中设计有效的压力适度分流程序。最后，组织领导者应该主动对工作压力传导的激励价值进行有效评估，并建立相应的工作机制。

（1）建立压力激励价值评估机制。为了持续有效地发挥压力传导的正向激励作用，医院应建立压力激励价值评估机制，不断检查反思现有压力传导的弊端和不足之处，及时予以改进。一方面，根据职工工作绩效和反馈，判定工作目标分配的合理程度，进而分析工作压力传导的激励作用。只有适度的工作压力才能激发成员的工作热情，并保证职工按时完成工作任务，因此可以通过工作任务完成程度判断工作压力传导的有效性。当多数职工对完成工作任务感到艰难时，部门应该思考调整工作任务分配内容，进而适度降低工作压力；多数职工十分容易实现工作目标时，则需考虑增加工作任务难度，适度增加工作压力。另一方面，部门也要时刻考评工作压力对成员生活的影响程度，坚决避免失控的压力传导。加班状况、职工个人身体情况等因素都可以成为判断工作压力传导的"晴雨表"，医院应适时做出调整，防止产生不良后果。

（2）建立压力应对培训体系。压力应对培训可以提高知识型员工对工作压力源的应对能力。医院应针对员工的特点，为员工提供多种有效的教育和培训：①进行提高工作能力的培训，在引进新技术和新的管理模式之前对员工进行相关培训。通过对员工进行专业知识、技术、技能的培训，增加其对任务的胜任能力，从而减轻员工的压力体会。②进行压力应对技能培训，使员工正确认识压力，包括放松训练、理性情绪治疗、人际关系和社会技能培训等，帮助员工掌握提高心理素质的基本方法，增强对心理问题的抵抗力，提高员工对工作压力产生应激的应对能力，从而更理智地应对压力问题。

（3）建立有效沟通链。沟通是缓解压力的有效途径，有效沟通可减少一些不必要的猜疑，减少由于不确定而带来的压力，同时也是一种很好的激励。缺乏有效的沟通交流机制，导致激励作用无法完全发挥，因而开展工作任务分配前的沟通交流是非常有必要的。横向沟通链可使员工之间加强联系，彼此了解，相互信任。纵向沟通链可使员工更深刻地了解高层管理人员，也可使高层管理人员更好地了解下属，相互之间建立起信任。沟通可以采取面谈、讨论会或者设立建议箱等形式，这样高层管理人员在做工作时就更有效，医院内部减少了摩擦，从而减少内部不适应而带来的压力，为员工提供了一个良好的工作氛围。同时，有效的沟通渠道可使员工及时了解医院的状况及外部环境的变化，从而及时做出调整，变被动为主动，减轻压力。

4. 流程管理激励机制

合理运用激励的方式对取得想要达到的目标或者效果是有利的，并且科学的激励机制一般也是从人的内心规律和发展诉求出发的，对个人的行为发展以及个人价值的实现都有帮助。激励机制包含的模块有激励机制的具体内容、实施过程以及整体性理论，对这些模块加以研讨，可以充分调动职工在工作中的积极性。医院在运用激励机制时，要遵循以下原则，即长期性原则、有效性原则和适用性原则，激励机制在人力资源管理过程中的应用价值主要体现在发挥医院职工的主观能动性、鼓励职工创新、为医院带来活力等方面。

在医院开展激励机制，有助于提升医务工作者的工作激情，促进其有效提升工作热情，也避免在面对医患关系时紧张，以愉悦的心情面对每日繁杂的工作压力。在推行激励机制的过程中，也可以与人才选拔、优秀人员评选等用人管理政策相结合，建立科学且正确的用人管理制度，树立公正的优秀人员评选机制，表彰工作能力突出、工作表现出色的医务工作者，以公开、公平、公正的形式，注重对医务工作者的"德才兼修、业务精湛、技术可靠"的培养，选拔优秀的人才参与医院的全面管理建设，打造高学历、高水准的优秀人才梯队。

（1）激励机制的定义。激励机制是指心理学意义上的鼓励方法，使用一些语言或者采取一些措施对人进行情绪上的激励，可以达到一定的目的或者在工作学习中取得更好的效果。已经有研究证实，科学合理的激励机制可以提升做事效率，对结果有良好的导向作用。真正科学合理的激励机制应该符合人类的心理规律和行为规律，但是如果采取不恰当、过激的激励方式不仅达不到原有的激励目的，甚至可能适得其反，给医院的员工氛围带来一些负面的影响。医院人力资源管理的重点需求在于满足医院自身发展需求的同时，对人员能力进行合理的分配和安排，医院要格外关注这些方面，对员工实施合理有效的激励机制，促进医院的发展。

（2）激励机制相关理论基础。激励机制的主要理论内容有激励机制的内涵、执行过程以及整体的理论内容，对这些方面进行细致的研究，可以更好地调动医院员工的工作热情。激励机制的内涵具体是指根据人的内心价值诉求和希望达到的目的,赋予这些诉求和目的一些心理上的动力理由。激励机制的执行过程是指人们基于动力充足的理由开始进行行为规划和实施,在这个过程中对员工的心理变化过程进行观察和探讨,然后总结其中的心理和行为规律,完善激励机制。激励机制中关于理由的产生,有两种方式:一种是物质上的激励;另一种是精神上的激励。可以单独使用其中一种方式,也可以两种方式相结合,需要结合具体的情况,充分考虑员工的具体价值诉求和行为发展要求。

(3)激励机制的原则。总体来看,应用激励机制应遵循长期性原则、有效性原则以及适用性原则,缺一不可,否则很可能达不到激励效果。长期性原则是指医院的激励机制执行以及所产生的效果不能是一时的,而应该是一个持续性的过程,最好已经形成医院的习惯性氛围,这是最有利的;有效性原则是指医院的激励机制必须是能够实际执行的、能在职工中产生作用效果的,所以在激励机制的设计中应该充分考虑医院职工的特殊情况和实际诉求,有针对性地设计激励机制;适用性原则是指充分考虑医院的业务发展需求以及人员能力要求,兼顾职工的个人需求,合理设计激励机制。

(4)激励机制实施保障。①健全人才工作体系。坚持党管人才,健全完善人才工作体制机制,主要是加强医院党组织在人力资源管理激励上的集中统一领导,制定适合人才、吸引人才的方针和方法,大力推进人才引进和培养工作。例如,强化医院党管人才意识,灵活搭建人才平台载体,建立人才引进奖励政策,给予租房补贴、工资津贴,对特别高水平的顶尖人才或领军人才解决住房问题、户口问题等;以"党管人才""党培人才"为核心,发挥党组织核心领导作用,在基于党领导人才、党管理人才的基础上,以医院人才管理组织部门为统筹,与各部门、各岗位相配合,共同发挥主管单位对人才的把控能力。②完善考核指标。医院人力资源管理激励机制是以人的主动激励引导为最终原则,以提升人员工作积极性为最终实现目标,因此如何正确评价人员工作积极性提升成为该套激励机制有效性评价的主要方式。人员工作积极性需要适应不同的工作岗位,特别在医院管理中,不同科室、不同职务人员其技术难度、管理难度有所差别,需要根据岗位性质的差异合理选择考核方式、优化考核指标。科学合理的考核指标有利于正确将评价人员与医院绩效实现、部门绩效管理挂钩,更利于部门从宏观管理上切入、布局、监督与实施。在优化考核指标过程中，需要"因人而异""因人不同"，根据不同人员实际情况调整优化考核指标，医务工作者的劳动表现、学习热情、职称评定、年终奖励等多项政策举措均可以与考核指标挂钩。医院中医务工作者的工作职责是以"救死扶伤"为天职，因此以治好病人、治疗疾病、做好学问为基础是医院人力资源管理激励机制中的主线。医务工作者时刻以此自我对标，严肃自身工作业务，提升自身工作积极性。③提升员工工作共识。从思想层次上提高员工对人力资源管理激励机制的认同感，对全体员工进行宣传教育，改革传统的分配方式，以更切合医院发展的方式建立适应新形势下的观念和理念，特别是医院的基层医务工作者是医院管理体系中最重要的一环，能达成统一的共识，对于提高医护人员的工作效率意义重大。因此，在医院范围内需要自上而下认同、认可一套完善的人力资源管理激励机制，提升员工工作共识，建立长久的工作激励、业务奖励氛围。

5. 流程管理的组织保障

流程管理体系的管理划分为三个管理层级，包括经营决策层、主管部门、分管部门。经营决策层的核心任务是落实医院发展战略目标的统领作用，对整个管理流程体系指导方向，医院实行了党委领导下的院长负责制。构建管理流程体系的流程和制度由分管部门分别制定，因为各级部门的职能和专业范围是具有个性的，完备流程也需要符合人性和实际规范，避免设立的规范不存在实操价值和可能，管理制度需要保护各部门权益，也需要尊重医院的权益，禁止规避责任、懈怠职责。因此，所有流程和制度实行归口管理，完善工作机制，主管部门为医院院办等行政部门，分管部门为医院各职能部门，同时设置专岗专人负责。主管部门更加强调专业化的整体统筹，各职能模块的协调、调度，任务的整体安排，出具专业化的意见；分管部门则侧重于具体实施工作的管理与执行，从模块的角度出发细化管理要求。流程管理组织各层级的主要职责分工如下：

（1）经营决策层负责组织落实医院流程管理体系设计对战略目标的实现；负责主流程及管理制度的审批工作。

（2）主管部门负责医院流程管理体系构建的统筹管理；负责组织流程制度完善计划的制订、监督落实及完成情况的考核；负责参与流程制度的评审和审批工作；负责组织定期检查与监督管理流程制度体系的运行情况；负责抽查流程制度培训效果；负责组织流程制度的年度评估工作；负责及时处理流程制度的问题反馈；负责组织流程制度的更新、发布、维护工作。

（3）分管部门负责本部门隶属流程的起草和评审发起；负责执行已发布的流程制度；负责本部门隶属流程的培训工作；负责本部门隶属流程完善计划的制订；负责及时向主管部门反馈流程执行过程中的问题。

本章小结

本章首先论述了医院流程管理体系的研究意义，表明构建全生命周期流程管理体系对于流程有效落地至关重要。从传统产品全生命周期管理理论入手，回顾了现有流程管理全生命周期研究。其次将医院流程管理全生命周期分为需求分析阶段、流程优化阶段、流程实施阶段、流程评价和持续改进阶段，并对医院流程管理全生命周期各阶段特征进行分析，阐释各阶段之间相互承接、相互影响关系。最后构建医院全生命周期流程管理体系。

为促使医院流程管理所涉及各结构部分有效运作，保障流程管理体系化运作，需要建立医院流程管理机制。本章对构建医院流程管理机制的意义进行了阐述，并从流程管理动力机制、流程管理决策机制、流程管理压力机制、流程管理激励机制、流程管理的组织保障五个方面组成医院流程管理机制。

| 第八章 |

总结与展望

一、全书总结

本书基于已有文献、实地调研和专家访谈，结合医院流程管理现状，实现了以下工作：

第一，结合国家医疗战略背景和医疗现状，以患者为中心总结了目前医院管理面临的问题。同时，基于已有理论研究和文献分析发现，目前缺少对于医院系统性的流程管理指导方案，缺乏对从医院业务整体架构设计、流程层设计、活动层设计以及医院流程成熟度评价等逐步推进的整体方案研究。从行业特殊背景、现状和文献分析剖析了进行医院流程管理研究的必要性和重要性。

第二，基于战略识别医院核心业务，基于价值链构建医院业务流程模型，同时采用商业地图梳理医院用户需求，由此有效全面梳理医院现有业务。采用 SWOT 方法有效分析医院战略，构建端到端流程，通过流程实现战略落地，从而构建医院业务架构。

第三，基于医院流程设计和医院流程优化现有理论和文献研究，全面梳理医院流程设计优化工具和步骤，引入案例具体说明医院流程优化实践应用，论述流程说明文件编制，扩展医院流程设计优化理论和实践研究，为医院提供有效流程层构建实践方案。

第四，探讨医院精益管理理论和应用研究，通过精益管理在医院流程优化中的应用案例对精益管理在医院活动优化中的实践进行具体说明，结果表明精益管理在医院管理中的应用有效提升了医院运营效率、提升了患者满意度、提升了业务指标和经济效益。

第五，基于医院流程相关文献研究，分析医院流程成熟度评估特点，搭建医院流程成熟度评估指标体系。通过对已有文献评估方法进行回顾，剖析不同方法的优点和不足，构建了基于 BWM-TOPSIS 的医院流程成熟度评估模型。通过对 A 医院流程成熟度进行评估，验证了所构建模型的可行性，为医院进行流程优化提供了有力支撑。

第六，基于全生命周期管理理论，构建医院流程管理体系。将全生命周期理论拓展到医院流程管理，划分医院流程管理生命周期阶段，分析各阶段特色和相互关系，由此构建医院全生命周期流程管理体系。同时，建立多维医院流程管理机制，有效促使医院流程体系化运行，保障流程有效落地。

二、研究展望

本书主要对于医院流程管理的内容进行了探讨，还有许多其他的方面需在今后做进一步的分析研究。例如，医院流程质量管理及实施控制指标与体系的构建；医疗质量实施控制量化模型的分析研究；临床路径的应用模型研究等。

第一，由于该项目的研究需要多个学科的支持，特别是涉及有关医学方面的内容，必须得到临床医务工作人员的协助配合，因此与临床医务人员的沟通是支持本书研究的关键因素之一，也是在今后研究中必须进一步加以改善的重要环节。

第二，在本书中有关医院业务架构设计研究方面有待进一步深化，如中小型医院的业务架构设计的研究等。另外由于业务架构设计本身就来自工业企业，还并未在医院相关领域形成成熟的商业画布，公立医院作为公益性质的事业单位，并不能将营利作为业务架构设计中的第一目标，但是如何同时发挥医院的公益价值与经济效益，实现整体性的提质、降本、增效，充分发挥流程管理的作用也是今后进一步研究的课题之一。

第三，对医院流程信息集成系统框架的研究还有待更加深入的技术层面的支持。医院管理相对于制造业管理还是一个新兴的管理领域，是医院发展的迫切需要。本书致力于将现代先进的管理科学方法付诸医院发展的实践，在医院流程管理理论研究的基础上注重技术方法的实践性能，相信本书对医院流程管理会产生积极的作用与影响。

参考文献

[1] Ahlemann F. Strategic Enterprise Architecture Management [M]. Berlin: Springer, 2012.

[2] Aringhieri R, Landa P, Soriano P, et al. A Two Level Metaheuristic for the Operating Room Scheduling and Assignment Problem [J]. Computers and Operations Research, 2015 (54): 21-34.

[3] Ariyachandra T R, Frolick M N. Critical Success Factors in Business Performance Management—Striving for Success [J]. Information Systems Management, 2008 (2): 113-120.

[4] Arsanjani A, Bharade N, Borgenstrand M, et al. Introduction to Successful Business Process Management [M]. New York: IBM Redbooks, 2015.

[5] Bai M, Storer R H, Tonkay G L. A Sample Gradient-Based Algorithm for a Multiple-OR and PACU Surgery Scheduling Problem [J]. IISE Transactions, 2017 (4): 367-380.

[6] Batun S, Denton B T, Huschka T R, et al. Operating Room Pooling and Parallel Surgery Processing under Uncertainty [J]. Informs Journal on Computing, 2011 (2): 220-237.

[7] Boer F G D, Muller C J, Caten C S. Assessment Model for Organizational Business Process Maturity with a Focus on BPM Governance Practices [J]. Business Process Management, 2015 (4): 908-927.

[8] Bruin T D, Rosemann M. Application of a Holistic Model for Determining BPM Maturity [J]. BPTrends, 2012 (2): 1-21.

[9] Capabilities in Small and Medium-Sized Enterprises (SMEs) [J]. The International Journal of Logistics Management, 2020 (1): 1-22.

[10] Chalice R. Improving Healthcare Using Toyota Lean Production Methods: 46 Steps for Improvement [M]. Milwaukee: ASQ Quality Press,

2007.

[11] Choi S, Wilhelm W E. An Approach to Optimize Block Surgical Schedules [J]. European Journal of Operational Research, 2014 (1): 138-148.

[12] Darvenport T H, Short J E. The New Industrial Engineering: Information Technology and Business Process Redesign [J]. Mit Sloan Management Review, 1989 (4): 1-46.

[13] Dean J. Pricing Policies for New Products [J]. Harvard Business Review, 1950 (6): 45-53.

[14] de Boer Fernanda et al. Assessment model for organizational business process maturity with a focus on BPM governance practices [J]. Business Process Management Journal, 2015.

[15] DeToro I, McCabe T. How to Stay Flexible and Elude Fade [J]. Quality Progress, 1997 (3): 55-60.

[16] Dewi L P, Wibowo A, Leander A. Business Process Maturity at Agricultural Commodities Company [C]//Bali Island: Intelligence in the Era of Big Data 4th International Conference on Soft Computing, Intelligent Systems, and Information Technology, 2015.

[17] Diah H, Parkhan A, Sugarindra M. Productivity Improvement In The Production Line With Lean Manufacturing Approach: Case Study PT. XYZ [J]. MATEC Web of Conferences, 2018 (154): 2263-2365.

[18] Dimitris K, Ahmed B, Paul X. Research Issues on Product Life-Cycle Management and Information Tracking Using Smart Em-Bedded Systems [J]. Advanced Engineering Informatics, 2003 (3-4): 189-202.

[19] Drew J, Mccallum B, Roggenhofer S. The Lean Operating System [C]//Journey to Lean. London: Macmillan Publishers Limited, 2004.

[20] Dumas M, Mendling J, Reijers A H, et al. Introduction to Business Process Management [M]. Berlin: Springer, 2013.

[21] Fei H, Meskens N, Chu C. A Planning and Scheduling Problem for An Operating Theatre Using an Open Scheduling Strategy [J]. Computers and Industrial Engineering, 2010 (2): 221-230.

[22] Glavan L M. An Investigation of Business Process Maturity: Report on Croatian Companies [J]. Business Systems Research Journal, 2020 (2):

159-165.

［23］ Guda H, Dawande M, Janakiraman G, et al. Optimal Policy for a Stochastic Scheduling Problem with Applications to Surgical Scheduling ［J］. Production and Operations Management, 2016 （7）: 1194-1202.

［24］ Guido R, Conforti D. A Hybrid Genetic Approach for Solving An Integrated Multi-Objective Operating Room Planning and Scheduling Problem ［J］. Computers and Operations Research, 2017 （87）: 270-282.

［25］ Hammer M. The Process Audit ［J］. Harvard Business Review, 2007 （4）: 111-119.

［26］ Harmon P. Evaluating an Organization's Business Process Maturity ［J］. Business Process Trends, 2004 （3）: 1-11.

［27］ Hertz S, Johansson J K, Jager F D. Customer-Oriented Cost Cutting: Process Management at Volvo ［J］. Supply Chain Management, 2001 （3）: 128-142.

［28］ Hosseini N, Taaffe K M. Allocating Operating Room Block Time Using Historical Caseload Variability ［J］. Health Care Management Science, 2015 （4）: 419-430.

［29］ Hwang CL, Yoon K. Multiple attribute decision waking: Methods and applications ［J］. 1981 （186）: 1-259.

［30］ Kettinger W J, Grover V. Special Section: Toward a Theory of Business Process Change Management ［J］. Journal of Management Information Systems, 1995 （1）: 9-30.

［31］ Kim S, Whitt W, Cha W C. A Data-Driven Model of An Appointment-Generated Arrival Process at An Outpatient Clinic ［J］. Informs Journal on Computing, 2018 （1）: 181-199.

［32］ Knez K, Jaklič A, Stare M. An Extended Approach to Value Chain Analysis ［J］. Journal of Economic Structures, 2021 （1）: 1-37.

［33］ Lehtonen J, Torkki P, Peltokorpi A, et al. Increasing Operating Room Productivity by Duration Categories and a Newsvendor Model ［J］. International Journal of Health Care Quality Assurance, 2013 （2）: 80-92.

［34］ Lei L, Lee K, Dong H. A Heuristic for Emergency Operations Scheduling with Lead Times and Tardiness Penalties ［J］. European Journal of Operational Research, 2016 (3): 726-736.

[35] Levirt T. Expioit the Product Life Cycle [J]. Harvard Business Review. 1965 (6): 81-94.

[36] Li J, Pardalos P M, Sun H, et al. Iterated Local Search Embedded Adaptive Neighborhood Selection Approach for the Multi-Depot Vehicle Routing Problem with Simultaneous Deliveries and Pickups [J]. Expert Systems with Applications, 2015 (7): 3551-3561.

[37] Looy A V, Backer M D, Poels G, et al. Choosing the Right Business Process Maturity Model [J]. Information and Management, 2013 (7): 466-488.

[38] Mccormack K. Benchmarking Using the BPO Maturity Model [Z]. 2003.

[39] Melao N, Pidd M. A conceptual framework for understanding business processes and business process modelling [J]. Information Systems Journal, 2000 (2): 105-129.

[40] Molina-Pariente J M, Fernandez-Viagas V, Framinan J M. Integrated Operating Room Planning and Scheduling Problem with Assistant Surgeon Dependent Surgery Durations [J]. Computers and Industrial Engineering, 2015 (82): 8-20.

[41] Moradi-Moghadam M, Safari H, Maleki M. A Novel Model for Business Process Maturity Assessment through Combining Maturity Models with EFQM and ISO 9004: 2009 [J]. International Journal of Business Process Integration and Management, 2013 (2): 167-184.

[42] Moura G, Saroli L G. Sustainable Value Chain Management based on Dynamic Capabilities in Small and Medium-Sized Enterprises (SMEs) [J]. The International Journal of Logistics Management, 2021 (32): 168-189.

[43] Papazogulou M P, Heuvel W J V D. Life Cycle Methodology [J]. Communications of the ACM, 2007 (10): 79-85.

[44] Penn M L, Potts C N, Harper P R. Multiple Criteria Mixed-Integer Programming for Incorporating Multiple Factors into the Development of Master Operating Theatre Timetables [J]. European Journal of Operational Research, 2017 (1): 194-206.

[45] Pham D N, Klinkert A. Surgical Case Scheduling as A Generalized

Job Shop Scheduling Problem [J]. European Journal of Operational Research, 2008 (3): 1011-1025.

[46] Porter M E. Competitive advantage [M]. New York: The Free Press, 1985.

[47] Prins R, Blokdijk A. Family Traits in Business Objects and Their Applications [J]. IBM Systems Journal, 1997 (1): 12-31.

[48] Ramasubbu N, Krishnan M S. Leveraging Global Resources: A Process Maturity Framework for Managing Distributed Software Product Development [J]. Americas Conference on Information Systems, 2005 (3): 80-86.

[49] Rath S, Rajaram K, Mahajan A. Integrated Anesthesiologist and Room Scheduling for Surgeries: Methodology and Application [J]. Operations Research, 2017 (6): 1460-1478.

[50] Rezaei J. Best-Worst Multi-Criteria Decision-Making Method [J]. Omega: The International Journal of Management Science, 2015 (53): 49-57.

[51] Robert L S. Record, Pre-Record, Non-Record? [J]. Records Management Quarterly, 1994 (3): 13-18.

[52] Ruan S A. Research on Strategic Cost Management of Enterprises Based on Porter's Value Chain Model [J]. Journal of Physics: Conference Series, 2020 (2): 22-56.

[53] Saadouli H, Jerbi B, Dammak A, et al. A Stochastic Optimization and Simulation Approach for Scheduling Operating Rooms and Recovery Beds in An Orthopedic Surgery Department [J]. Computers and Industrial Engineering, 2015 (80): 72-79.

[54] Saaty T L. A Scaling Method for Priorities in Hierarchical Structures [J]. Journal of Mathematical Psychology, 1977 (3): 234-281.

[55] Satyal S, Weber L, Paik H K, et al. Business Process Improvement with the AB-BPM Methodology [J]. Information System, 2018 (84): 283-298.

[56] Schmiedel T, Recker J, Vombrocke J. The Relation between BPM Culture, BPM Methods, and Process Performance: Evidence from Quantitative Field Studies [J]. Information and Management, 2019 (2): 1-52.

[57] Siregar K, Elvira. Quality Control Analysis to Reduce Defect

Product and Increase Production Speed Using Lean Six Sigma Method［J］. IOP Conference Series Materials Science and Engineering, 2020（1）: 12-20.

［58］ Tan W, Fan Y S. Architecture and Key Technology for Business Process Management［J］. Computer Integrated Manufacturing Systems, 2004（7）: 737-743.

［59］ Tànfani E, Testi A. A Pre-Assignment Heuristic Algorithm for the Master Surgical Schedule Problem（MSSP）［J］. Annals of Operations Research, 2010（1）: 105-119.

［60］ Tzeng G H, Huang J J. Multiple Attribute Decision Making: Methods and Applications［M］. Berlin: Springer, 2011.

［61］ Vijayakumar B, Parikh P J, Scott R, et al. A Dual Bin-Packing Approach to Scheduling Surgical Cases at a Publicly-Funded Hospital［J］. European Journal of Operational Research, 2013（3）: 583-591.

［62］ Womack J P, Jones D T, Roos D. The Machine That Changed The World: The Story of Lean Production［M］. New York: The Free Press, 2007.

［63］ 白利峰. 流程管理理论在医院管理中的应用研究［J］. 中国医药指南, 2012（36）: 694-695.

［64］ 蔡磊. TOC 理论在医院管理流程再造中的应用研究［D］. 天津: 天津大学, 2010.

［65］ 蔡丽华. X 医院业务流程再造的研究［D］. 西安: 西北大学, 2012.

［66］ 曹雪莲. 医院信息化与医院业务流程重组研究［D］. 武汉: 华中科技大学, 2006.

［67］ 车争, 张国军, 朱海平, 等. 业务流程生命周期建模与分析［J］. 工业工程与管理, 2006（3）: 22-26.

［68］ 陈晨. 基于精益思想的中小型超市供应链分析［J］. 河北企业, 2021（2）: 30-32.

［69］ 陈佳骏. 6S 精益管理提升医院员工满意度的实践研究［J］. 现代医院管理, 2022（3）: 50-52.

［70］ 陈璐. 试论亚当·斯密的"论分工"思想与国际分工［J］. 黑河学刊, 2012（5）: 7-9.

［71］ 陈潘越. 允许超订的门诊预约调度问题研究［D］. 北京: 北京理

工大学，2016.

[72] 陈妍妍. 沃尔玛的商业模式研究：基于奥斯特瓦德商业模式画布模型 [J]. 知识经济，2013（7）：119-120.

[73] 丁洁. 基于精益思想的企业成本控制研究 [J]. 精品，2020（4）：1-5.

[74] 段亚莉，王彦. 从"职能型"转向"流程型"石家庄移动优化建立跨部门实物闭环管理流程 [J]. 通信企业管理，2011（9）：52-53.

[75] 范德成，胡钰. 精益思想模式的研究综述 [J]. 管理现代化，2013（4）：108-110.

[76] 范捷翔. 精益化管理在医院管理中的应用研究：以 WYYY 医院为例 [D]. 杭州：浙江工业大学，2014.

[77] 方孝梅，蒋飞，杨婷，等. 精益管理在门诊流程改善中的应用 [J]. 西南国防医药，2012（1）：77-78.

[78] 方孝梅，沈大燕，邓琼，等. 门诊退药的精益管理 [J]. 医药导报，2012（6）：828-829.

[79] 高杰. 高技术服务型组织流程管理成熟度模型研究 [D]. 天津：天津大学，2009.

[80] 高玉龙，夏思泉，周建伟. 浅论医院流程管理 [J]. 医药世界，2007（S1）：8-11.

[81] 葛星，黄鹏. 流程管理理论设计工具实践 [M]. 北京：清华大学出版社，2008.

[82] 耿海燕. 新冠疫情背景下对全球医疗资源矛盾的对立统一分析 [J]. 进展：科学视界，2022（4）：221-223.

[83] 官庆妮，梁桂仙. 流程管理在护理质量管理中的应用现状 [J]. 护理研究，2014（29）：3597-3599.

[84] 郭孟宇. 手术室资源优化调度方法研究 [D]. 清华：清华大学，2014.

[85] 郭晞. 基于精益思想的入院流程优化研究 [D]. 广州：南方医科大学，2018.

[86] 郭忠金，李非. 流程成熟度模型及其应用初探 [J]. 现代管理科学，2007（10）：13-15.

[87] 韩雪，白雪，方豪，等. 病人价值链理论在医院流程管理中的

应用［J］. 卫生软科学，2012（9）：767-769.

［88］郝黎. 关于优化门诊患者就诊流程的思考：以广东省人民医院为例［J］. 科技创业月刊，2013（7）：199-200.

［89］郝瑞文，苗志敏，董鸣. 我国医院流程管理现状分析［J］. 中国医院管理，2009（12）：31-33.

［90］何杪耘. 工程造价咨询企业全过程造价管理的成熟度研究［D］. 重庆：重庆大学，2015.

［91］何晓俐，李俊茹，赵淑珍. 精益化管理在门诊流程优化中的作用［J］. 四川医学，2015（9）：1228-1231.

［92］贺心珏，倪晓鸣. 基于价值链的医院成本管理探讨［C］//电力行业优秀管理论文集：2014年度全国电力企业优秀管理论文大赛获奖论文. 北京：中国企业联合会和华北电力大学经济与管理学院，2014.

［93］侯艳玲，马静，马厚芝. 择期手术当日停台原因及分析［J］. 华西医学，2014（4）：754-756.

［94］胡保亮. 基于画布模型的物联网商业模式构成要素研究［J］. 技术经济，2015（2）：44-49.

［95］胡祖斌，易红，刘蔚，等. 医院业务流程优化与再造的理论探讨［J］. 中华医院管理杂志，2005（11）：729-731.

［96］黄薇，林琦远. 医院流程化进阶管理在医疗质量评价中的应用［J］. 中国卫生质量管理，2006（3）：1-3+19.

［97］黄雅敏. 财政补偿对公立医院公益性的影响研究［D］. 蚌埠：安徽财经大学，2017.

［98］姜宏. 服务型组织内部控制体系重构研究［J］. 中国管理信息化，2019（6）：10-11.

［99］姜涛. 浅谈精益思想在物流管理与技术中的应用［J］. 劳动保障世界，2017（6）：58-59.

［100］蒋春柳. 从流程管理到内容运营：漫谈媒体资产管理系统发展趋势［J］. 传播与版权，2015（5）：116-117.

［101］蒋志清. 企业业务流程设计与管理［M］. 北京：电子工业出版社，2002.

［102］金兰. 设计企业BIM设计业务流程应用成熟度评价研究：基于PEMM模型［D］. 重庆：重庆大学，2016.

［103］柯志华，路庆，李亚新. 精益管理在门诊流程优化中的应用效果分析［J］. 中国卫生产业，2018（31）：82-83+86.

［104］朗达·科沃拉，巴里·波蒂诺，张微明. 目视化管理的十大策略和视觉素养培训［J］. 现代职业安全，2022（7）：22-24.

［105］李国涛. 基于精益思想的医院放射检查流程改善研究［D］. 广州：南方医科大学，2009.

［106］李建超，王春放，万林峰，等. 基于成熟度模型的企业流程管理体系构建［J］. 中国商贸，2014（12）：66-67.

［107］李萌. 医院职能管理中存在的问题及对策建议［J］. 企业改革与管理，2018（7）：204-205.

［108］李思睿，李静，项耀钧. 运用六西格玛方法改进医院流程管理［J］. 实用医药杂志，2013（2）：190-191.

［109］李同奋. 基于成熟度模型的 JR 公司流程管理评估研究［D］. 南京：南京航空航天大学，2016.

［110］李旭阳，张明善，郭高. 企业业务流程生命周期的特征与测度［J］. 重庆理工大学学报（社会科学版），2011（11）：62-65.

［111］梁娜，李景波，吴昊，等. 综合型医院流程管理的应用探讨［J］. 中国医院管理，2009（11）：45-46.

［112］林琦远，杨家印. 医院流程化管理模式初探［J］. 中国卫生事业管理，2004（1）：26-28.

［113］林永毅，李敏强. 企业业务流程管理成熟度模型研究［J］. 现代管理科学，2008（7）：93-94+105.

［114］刘继承. 互联网+时代的 IT 战略、架构与治理［M］. 北京：机械工业出版社，2016.

［115］刘梦. 基于6I 的医院管理业务流程优化研究［D］. 武汉：华中科技大学，2008.

［116］刘群. 基于精益生产的制造业企业管理创新模式研究［J］. 企业改革与管理，2020（8）：34-35.

［117］刘阳，卞丽. 流程管理对医院管理的启示［J］. 中国现代医生，2009（11）：137+139.

［118］刘永军，艾育华，李文源. 流程管理在医院移动医疗中的应用探讨［J］. 中国卫生事业管理，2015（4）：259-261.

[119] 刘宗斌，刘现伟. 组织系统观视野下的企业流程管理体系构建 [J]. 商业时代，2009（19）：59-61.

[120] 鲁千. 多阶段日间手术与层流住院手术排程研究 [D]. 北京：北京交通大学，2020.

[121] 陆会均，沈康. 流程管理在医院管理中应用的现状及发展趋势 [J]. 中国卫生质量管理，2006（2）：19-22.

[122] 陆雄文. 管理学大辞典 [M]. 上海：上海辞书出版社，2013.

[123] 罗桦摈，逄涛. 集成产品创新开发研究 [J]. 中国软科学，2002（12）：105-109.

[124] ［美国］迈克尔·哈默. 再造：不是自动化改造而是推倒重来 [J]. 知识经济，2004（4）：48-50.

[125] 苗小利. LM 集团业务流程优化设计 [D]. 郑州：郑州大学，2007.

[126] 欧阳邦辉. 医院流程化管理模式初探 [J]. 中华临床医学研究杂志，2005（20）：3044-3045.

[127] 潘传德. 医疗服务领域运用 SWOT 法应注意的几个问题 [J]. 中华医院管理杂志，2006（7）：489-491.

[128] 潘国友，陈荣秋. 企业流程再造循环的运动周期 [J]. 武汉理工大学学报，2003（8）：91-94.

[129] 潘琳. QJ 公司精益管理研究 [D]. 西安：西北大学，2020.

[130] 潘玮娜. 从"帕金森定律"看公立医院职能管理 [J]. 商场现代化，2010（10）：43-44.

[131] 蒲杰，梁家智，李为民，等. 医院流程优化的思考与探索 [J]. 西部医学，2009（11）：2019-2020.

[132] 邱小丹，黄晓红，王乐洁. 精益管理优化日间手术流程与改善医疗服务的研究 [J]. 医院管理论坛，2022（8）：48-51+64.

[133] 沈子恒. 结合精益管理模式理论和当前制造业企业管理现状探讨 [J]. 经贸实践，2016（20）：76-77.

[134] 史清越. 永辉超级物种的商业模式研究：基于商业模式画布模型 [J]. 商业经济研究，2018（16）：23-25.

[135] 舒泽蓉，邹小琴，陈小蓉. 大型综合医院流程管理思路探析 [J]. 西部医学，2009（1）：148-149.

[136] 宋鸿芳, 褚宏睿, 张文思. 基于患者两阶段医疗服务过程的病床资源优化 [J]. 中国管理科学, 2020 (3): 93-102.

[137] 孙勇. 基于业务流程再造的医院信息化管理研究 [D]. 天津: 天津财经大学, 2006.

[138] 谭艺. 基于企业知识的柔性业务流程管理 [J]. 中国建设教育, 2007 (9): 45-49.

[139] 唐凌遥. 企业信息化: 企业架构的理论与实践 [M]. 北京: 清华大学出版社, 2016.

[140] 唐赟. Y 公司投递流程优化策略研究 [D]. 南京: 南京邮电大学, 2021.

[141] 王刚, 秦海波. 流程管理在医院中的应用 [J]. 中国卫生质量管理, 2007 (3): 30-31.

[142] 王光宗. 医院流程化管理与基层医疗资源的高效化和公益化 [J]. 中国实用医药, 2013 (35): 255-256.

[143] 王建仁, 王锦, 赵斌, 等. 基于业务流程生命周期的流程知识分类及管理 [J]. 情报杂志, 2006 (2): 72-74.

[144] 王洁婷. 基层公立医院门诊流程精益化管理研究 [D]. 上海: 上海交通大学, 2018.

[145] 王丽姿, 刘子先, 李惠. 作业成本法在医院流程管理中的应用研究 [J]. 中华医院管理杂志, 2010 (6): 472-475.

[146] 王丽姿. 面向医院的业务流程管理研究 [D]. 天津: 天津大学, 2009.

[147] 王明举, 王霞, 王玉贵, 等. 精益管理在门诊输液流程改善中的应用 [J]. 中国医院管理, 2011 (9): 24-25.

[148] 王琦. 基于排队论和业务流程重组理论的门诊流程优化研究 [D]. 武汉: 华中科技大学, 2008.

[149] 王昱, 唐加福, 曲刚. 医院手术室运作管理: 研究热点及发展方向 [J]. 系统工程理论与实践, 2018 (7): 1778-1791.

[150] 王忠民. 医院集团模式下手术资源调度与协同优化研究 [D]. 南京: 东南大学, 2018.

[151] 吴宇晖, 段志伟, 张嘉昕. 重温亚当·斯密的富国裕民学说: 纪念《国民财富的性质和原因的研究》出版 230 周年 [J]. 东岳论丛, 2006 (6):

55-60.

［152］肖维. 我国医疗联合体立法研究［D］. 武汉：华中师范大学，2020.

［153］徐海英，贺艳，蔡英华，等. 多部门协作的手术室精益化管理研究［J］. 护理学杂志，2019（10）：55-58.

［154］徐建萍，石贞仙，孟艳亭，等. 流程管理在住院病人护理服务中的应用［J］. 护理研究，2010（29）：2693-2694.

［155］徐铃茜. 医改形势下公立医院战略成本管理探析：基于价值链分析角度［J］. 中国总会计师，2017（5）：76-77.

［156］徐文祥. 论业务流程管理的发展与中国企业应用现状［J］. 当代石油石化，2012（5）：42-46.

［157］徐新，刘静，韩晓丹，等. 病人的价值链与医院价值链关系［J］. 卫生软科学，2015（6）：372-374.

［158］徐舟. 基于BWM的多准则分类方法及应用研究［D］. 武汉：武汉理工大学，2020.

［159］许志鸿. PNMS公司服务支持流程成熟度评估及改进［D］. 沈阳：东北大学，2011.

［160］宣炜嘉. 精益管理在手术室管理中的研究进展［J］. 临床护理杂志，2020（3）：61-64.

［161］薛梅，苏晞. 基于价值链管理的医院成本控制探讨［J］. 中国管理信息化，2014（9）：30-33.

［162］［瑞士］亚历山大·奥斯特瓦德，伊夫·皮厄尼. 商业模式新生代［M］. 北京：机械工业出版社，2013.

［163］闫冰倩，田开兰. 全球价值链分工下产业布局演变对中国增加值和就业的影响研究［J］. 中国工业经济，2020（12）：121-139.

［164］杨虹霞，张友文. 精益管理优化门诊流程效果分析［J］. 深圳中西医结合杂志，2015（21）：175-176.

［165］杨骅，陈剑伟，潘耀良，等. 精益管理在大医院门诊检验流程改造中的应用与实践［J］. 中国医院管理，2010（7）：27-28.

［166］杨昆仑. G医院诊疗业务流程优化研究［D］. 广州：广东工业大学，2022.

［167］叶苹，徐月琴. 流程管理在病案管理中的应用［J］. 兰台世界，

2013（29）：51-52.

[168] 殷杰，申琼，吴波，等. 基于精益管理的医院手术业务流程现况研究 [J]. 中国医院，2019（4）：28-31.

[169] 于岱暖. 精益六西格玛在医院管理中的应用研究 [D]. 天津：天津大学，2009.

[170] 于海澜. 企业总体架构方法概要 [J]. 中国金融电脑. 2007（1）：35-36.

[171] 余慧敏. 试论价值链分析在医院成本管理中的应用 [J]. 中国总会计师，2016（1）：122-123.

[172] 俞越峰. 创新服务模式提升病人就医感受度的思考和策略 [J]. 健康必读，2020（25）：23-24.

[173] 袁博. HJB 民营医院商业模式创新研究：基于"商业模式画布"视角的案例分析 [D]. 厦门：厦门大学，2014.

[174] 岳澎，郑立明，郑峰. 流程管理的定义、本质和战略目标 [J]. 商业研究，2006（9）：45-50.

[175] 张家芳. 医院流程管理的作用 [J]. 中国当代医药，2009（3）：70-73.

[176] 张健. 精益管理在提升手术室效率中的应用研究 [D]. 成都：西南交通大学，2013.

[177] 张洁. A 医院管理流程优化研究 [D]. 长春：长春工业大学，2021.

[178] 张君辉. 精益管理在门诊流程的优化效果 [J]. 中国医药指南，2020（28）：236-237.

[179] 张鸣，王明虎. 战略成本下价值链分析方法研究 [J]. 上海财经大学学报，2003（4）：46-53.

[180] 张乃津，现代医院组织结构梳理与调整 [J]. 中国医院院长，2006（21）：45-48.

[181] 张茜. 精益管理在公立医院品质提升中的应用 [D]. 大庆：黑龙江八一农垦大学，2020.

[182] 张文轩. 考虑独立麻醉的共享手术室调度研究 [D]. 大连：大连理工大学，2021.

[183] 张艳辉. ZD 房地产公司业务流程成熟度评价研究 [D]. 大连：

大连海事大学, 2020.

[184] 张叶贤, 宋金妹. 精益管理在提高手术室准时开台率中的应用 [J]. 中医药管理杂志, 2019 (11): 48-49.

[185] 张志刚, 黄解宇, 岳澎. 流程管理发展的当代趋势 [J]. 现代管理科学, 2008 (1): 88-90.

[186] 赵辉. JD 糖尿病医院商业模式创新研究 [D]. 北京: 北京交通大学, 2016.

[187] 赵捷. 企业信息化总体架构 [M]. 北京: 清华大学出版社, 2011.

[188] 赵宁志, 高茗, 茅建华, 等. 医院流程管理理论简介 [J]. 医学研究生学报, 2011 (9): 970-972.

[189] 赵宁志, 宁兰文, 曾学云, 等. 医院流程管理理论的实践应用探讨 [J]. 东南国防医药, 2011 (5): 465-466.

[190] 赵曙明, 陈春花. 从职能管理迈向流程管理 [J]. 北大商业评论, 2014 (10): 30-37.

[191] 赵涛, 张建勇, 苏青福. 业务流程管理成熟度模型设计与分析 [J]. 西安电子科技大学学报 (社会科学版), 2009 (6): 87-92.

[192] 周频, 张旭. 电商企业的供应链成本精益管理研究: 以苏宁易购为例 [J]. 商业会计, 2022 (1): 88-92.

[193] 周倩. 物联网时代下的精益管理 [J]. 中国工业评论, 2018 (1): 20-26.

[194] 周泽信, 宋正刚. 论科学管理的制度价值: 纪念泰勒《科学管理原理》面世 100 周年 [J]. 现代财经 (天津财经大学学报), 2011 (6): 87-92.

[195] 朱棣. 基于精益六西格玛方法的 G 公司生产管理研究 [D]. 桂林: 广西师范大学, 2022.

[196] 朱慧明, 张中青扬, 吴昊, 等. 创新价值链视角下制造业技术创新效率测度及影响因素研究 [J]. 湖南大学学报 (社会科学版), 2021 (6): 37-45.

[197] 朱葵. 国有钢铁企业业务流程管理成熟度评价模型构建研究 [D]. 武汉: 武汉科技大学, 2013.